Knaur

Astrid Schobert

Zusatzstoff-Ampel

- E-Nummern, Farbstoffe & Co.
- Schädlich oder unbedenklich? Was das Etikett verrät

GESUNDE ERNÄHRUNG

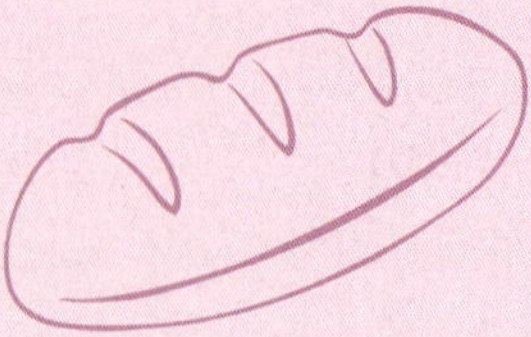

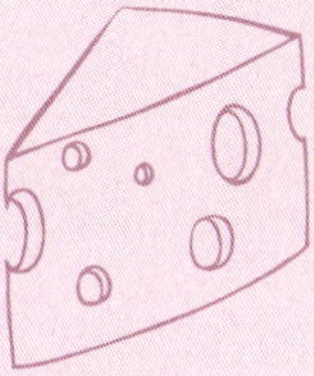

KAPITEL 2

Liebe Leserinnen und Leser,

auf unserem Speiseplan stehen immer öfter Fertigprodukte und Lebensmittel, die industriell stark verarbeitet sind. Der Griff zur Tiefkühlpizza, Tütensuppe oder in das Regal mit Kartoffelchips und Gummibärchen ist heute selbstverständlich. Ein wichtiges Hilfsmittel zur Beurteilung der Qualität von Lebensmitteln ist die Zutatenliste, die Sie auf jedem verpackten Lebensmittel finden. Hier erhalten Sie Informationen zur Zusammensetzung des Produktes, Angaben zum Nährwert und Kaloriengehalt oder Hinweise zur Herstellung. In vielen Zutatenlisten finden Sie auch E-Nummern, hinter denen sich eine ganz besondere Gruppe von Zutaten versteckt: Die Lebensmittelzusatzstoffe.

Durch den Einsatz von Lebensmittelzusatzstoffen werden Lebensmittel beispielsweise gesüßt, gefärbt oder konserviert. Das ständig wachsende Verbraucherbewusstsein hat zur Folge, dass Zusatzstoffe immer mehr in den Mittelpunkt des Interesses rücken. Beim Blick auf die Zutatenliste von Nahrungsmitteln macht sich dann oft ein mulmiges Gefühl breit: Welches Produkt kann man guten Gewissens essen? Was genau sind eigentlich Zusatzstoffe? Warum und wofür brauchen wir sie? Welche sind unentbehrlich, welche eventuell gesundheitsschädlich? Was verbirgt sich hinter den E-Nummern? Hier finden Sie alle Zusatzstoffe, die zurzeit in den Mitgliedsstaaten der Europäischen Union zugelassen sind. Dabei haben wir die E-Nummern aufsteigend für Sie sortiert, so dass Sie Ihre gesuchte E-Nummer schnell finden. Sie erfahren, worum es sich bei dem Stoff überhaupt handelt, zu welcher Funktionsklasse er zählt und wie der Zusatzstoff hergestellt wird. Teilweise werden Sie dabei ganz harmlose Stoffe entdecken, die Sie auch in der eigenen Küche einsetzen, wie zum Beispiel Backpulver, Gelierzucker oder Lecithin – ein natürlicher Emulgator aus Eigelb, der auch die selbst zubereitete Mayonnaise bindet. In der Zusatzstoff-Ampel finden Sie zu jedem Zusatzstoff eine Bewertung zur Unbedenklichkeit oder möglichen Nebenwirkungen; außerdem typische Lebensmittel, in denen der entsprechende Zusatzstoff eingesetzt wird. Jeder Zusatzstoff hat eine übersichtliche Ampelbewertung erhalten. Auf einen Blick sehen Sie, ob es einen ADI-Wert (siehe Seite 14) für den Stoff gibt, ob bei der Herstellung Gentechnik eine Rolle spielt und ob der Zusatzstoff auch in Bio-Lebensmitteln eingesetzt werden darf. Die Zusatzstoff-Ampel ist ein praktischer Einkaufsbegleiter, der Ihnen schnell einen Überblick gibt, was tatsächlich in den Nahrungsmitteln steckt. Falls Sie bestimmte Zusatzstoffe meiden möchten, machen wir Ihnen den Griff ins Supermarktregal ein Stück leichter. Freuen Sie sich auf ein gutes Gefühl beim Einkauf, bei dem die Zutatenliste von Nahrungsmitteln nicht länger ein Buch mit sieben Siegeln bleibt.

Ihre Astrid Schobert,
Diplom-Oecotrophologin

Alle Infos rund um die Zusatzstoffe

Je stärker Nahrungsmittel industriell verarbeitet werden, umso häufiger können Lebensmittelzusatzstoffe zum Einsatz kommen. Der Blick auf das Etikett und die Zutatenliste wird daher für den Verbraucher immer wichtiger.

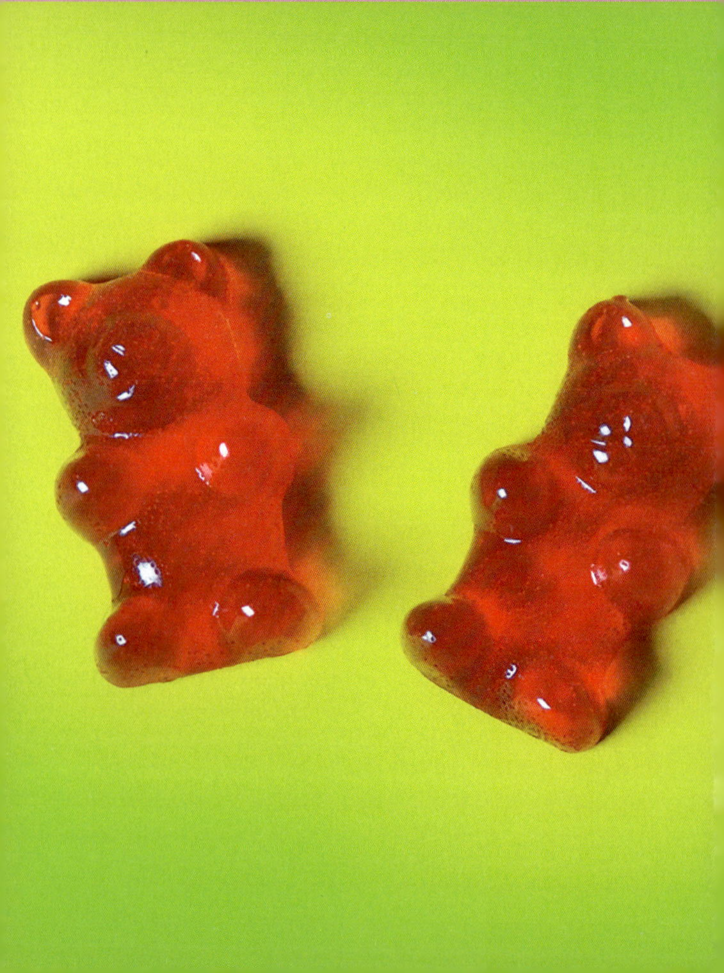

Das Etikett – verpackte Lebensmittel stellen sich vor

Die Informationen auf dem Etikett oder der Verpackung sind eine Art Visitenkarte von verpackten Lebensmitteln. Welche Angaben Sie dort finden müssen, hat der Gesetzgeber genau festgelegt:

- **Verkehrsbezeichnung:** Hier finden Sie den Namen oder eine Beschreibung des Lebensmittels. Also z. B. »Vollmilch« oder »gefüllte Waffelröllchen«.
- **Füllmenge:** Die in der Packung enthaltene Menge des Lebensmittels in Stück, Gramm, Kilogramm oder Liter wird genannt. Bei Konzentraten, z. B. Tütensuppen, finden Sie außerdem die daraus herstellbare Lebensmittelmenge.
- **Mindesthaltbarkeitsdatum:** Das ist eine Angabe, wie lange ein Produkt mindestens ungeöffnet haltbar ist, wenn die Aufbewahrungshinweise beachtet werden.
- **Anschrift:** Der Hersteller oder der verantwortliche Händler muss genannt werden.
- **Die Chargennummer:** Eine Nummer macht kenntlich, wann das Produkt hergestellt wurde.

Die Zutatenliste

Unter dem Stichwort »Zutaten« sind auf dem Etikett alle Inhaltsstoffe aufgeführt, die bei der Herstellung verwendet wurden. Dabei sind die Zutaten mengenmäßig in absteigender Reihenfolge aufgeführt – das heißt, die größte Menge steht am Anfang, die kleinste, z. B. Zusatzstoffe, am Ende der Liste.

Das sagt der Gesetzgeber

Eine Zutat ist jeder Stoff, der bei der Herstellung des Lebensmittels verwendet wird und unverändert oder verändert im Enderzeugnis vorhanden ist.

Zusammengesetzte Zutaten

Ein Sonderfall sind Zutaten, die selbst aus verschiedenen Zutaten bestehen, wie z. B. Nudeln in einer Suppenkonserve. In der Zutatenliste finden Sie dann nicht nur die Zutat »Nudeln«, sondern es werden auch deren Bestandteile (Hartweizengrieß, Eier, Speisesalz) genannt.

Keine Regel ohne Ausnahme

Bei fünf Produktgruppen müssen die Bestandteile nicht einzeln aufgelistet werden, wenn ihr Anteil im verzehrfertigen Lebensmittel unter zwei Prozent liegt und sie nicht unter die Allergenkennzeichnungspflicht fallen (siehe Seite 17).

- Kräuter- und Gewürzmischungen
- Konfitüren und ähnliche Produkte
- Kakao- und Schokoladenerzeugnisse
- Fruchtsäfte, Fruchtnektar
- Jodsalz

Erdbeergeschmack aus der Chemiefabrik

In der Zutatenliste findet sich oft der Begriff »Aroma«. Darunter versteht man Substanzen, die Lebensmitteln einen besonderen Geruch oder Geschmack geben. Natürliche Aromastoffe werden aus tierischen oder pflanzlichen Stoffen gewonnen. Naturidentische Aromastoffe werden künstlich hergestellt, sind aber chemisch mit den natürlichen Aromastoffen identisch. Auch künstliche Aromastoffe werden chemisch hergestellt, sie sind Erfindungen der Lebensmittelchemie. Üblich ist die Kennzeichnung mit dem Hinweis »Aroma«, zusätzliche Angaben sind freiwillig.

Zusatzstoffe – notwendig oder überflüssig?

Rechtlich werden Zusatzstoffe als Stoffe definiert, die weder Lebensmittelrohstoffe noch deren Inhaltsstoffe sind und bei der Herstellung von Lebensmitteln zum Einsatz kommen. Jeder Zusatzstoff, der verwendet werden soll, muss in der Europäischen Union (EU) extra zugelassen werden: »Verbotsprinzip mit Erlaubnisvorbehalt« nennt das der Gesetzgeber. Das heißt, Zusatzstoffe sind grundsätzlich verboten, es sei denn, ihre Zulassung wird ausdrücklich erlaubt. Ein Zusatzstoff wird zugelassen, wenn er

- gesundheitlich unbedenklich ist,
- den Verbraucher nicht täuscht,
- technologisch notwendig ist.

Sie erkennen Zusatzstoffe an ihren sogenannten Klassennamen. Dieser Begriff beschreibt, welche Funktion der Zusatzstoff hat. Auf der Zutatenliste von Lebensmitteln müssen fast alle verwendeten Zusatzstoffe mit zwei Bezeichnungen genannt werden, z. B. »Farbstoff E 100«, dabei gibt der Name der Funktionsklasse an, warum ein Zusatzstoff eingesetzt wird; außerdem muss der chemische Name oder die E-Nummer genannt werden.

Funktionsklassen ordnen Zusatzstoffe nach ihrer Verwendung

- **Antioxidationsmittel** behindern die Reaktion von Sauerstoff mit Lebensmittelinhaltsstoffen.
- **Backtriebmittel** produzieren Gasbläschen, für einen lockeren Teig.
- **Emulgatoren** verbinden Stoffe, die sich eigentlich nicht mischen.
- **Farbstoffe** sorgen für ein appetitliches Aussehen von Lebensmitteln.
- **Festigungsmittel** wirken meist an der Oberfläche der Zutaten und erhalten die Stabilität von Zellen – z. B. bei Obst und Gemüse.
- **Feuchthaltemittel**
- **Füllstoffe**
- **Geliermittel** werden zum Binden von Flüssigkeiten eingesetzt.
- **Geschmacksverstärker**
- **Komplexbildner** binden Schwermetallspuren in Lebensmitteln.
- **Konservierungsstoffe** schützen Lebensmittel vor dem Verderben.
- **Mehlbehandlungsmittel** verbessern die Backeigenschaften von Mehl.
- **Modifizierte Stärke** Damit werden Lebensmittel angedickt.
- **Packgas** schützt Lebensmittel vor dem Kontakt mit Sauerstoff, der den Verderb der Lebensmittel fördert.
- **Säuerungsmittel**
- **Säureregulatoren**
- **Schaummittel** sorgen dafür, dass z. B. Schlagsahne,

Creme oder Speiseeis länger luftig und locker bleiben.

- **Schaumverhüter** verhindern oder verringern eine unerwünschte Schaumbildung, z. B. bei Konfitüren und Frittierfetten.
- **Schmelzsalze** werden zur Herstellung von Schmelzkäse eingesetzt.
- **Stabilisatoren** bewirken, dass Farbe, Struktur und Konsistenz auch bei längerer Lagerung erhalten bleiben.
- **Süßungsmittel** (Zuckeraustauschstoffe und Süßstoffe)
- **Trägerstoffe**
- **Treibgas**
- **Trennmittel**
- **Überzugsmittel**
- **Verdickungsmittel**

Zusatzstoffe in unverpackten Lebensmitteln

Für Lebensmittel mit Zusatzstoffen, die als »lose Ware« z. B. beim Bäcker oder Metzger angeboten werden, gibt es zwei Möglichkeiten der Kennzeichnung:

1. Bei einem Hinweis auf Zusatzstoffe direkt neben der Ware (z. B. auf dem Preisschild) muss der Verkäufer nur bestimmte Stoffe ausweisen (siehe Tabelle auf Seite 12).
2. Angabe in einem Verzeichnis.

Lebensmitteleinzelhändler können alle Zutaten samt den Zusatzstoffen auch in einem allgemein zugänglichen Buch oder Aushang zur Verfügung stellen. Ein »Zutatenbuch« z. B. beim Bäcker oder Metzger enthält dann für jedes Produkt die vollständige Zutatenliste – ganz so als hätte das Lebensmittel eine Verpackung. Bei einzeln verkauften Zuckerfiguren, z. B. Ostereiern und bei Lebensmitteln in sehr kleinen Verpackungen, wie z. B. portionsweise abgepackte Konfitüren, ist ein Hinweis auf die Zusatzstoffe nicht vorgeschrieben.

Zusatzstoffe in unverpackten Lebensmitteln

Zugesetzter Zusatzstoff	**Angabe an der Ware**
Antioxidationsmittel	mit Antioxidationsmittel
Aspartam, Aspartam-Acesulfamsalz	enthält eine Phenylalaninquelle
Farbstoffe	mit Farbstoff
Geschmacksverstärker	mit Geschmacksverstärker
Konservierungsstoffe	mit Konservierungsstoff, konserviert
Natrium-, Kaliumnitrat	mit Nitrat
Natrium-, Kaliumnitrit	mit Nitritpökelsalz
Oliven mit E 579, E 585	geschwärzt
Phosphatverbindungen	mit Phosphat
Schwefelverbindungen	geschwefelt
Süßungsmittel	mit Süßungsmitteln
Überzugsmittel	gewachst

Kennzeichnung beim »Außer-Haus-Verzehr«

In Restaurants, Kantinen oder Imbissständen muss auf Zusatzstoffe bestimmter Funktionsklassen hingewiesen werden. Sie finden hier die gleichen Formulierungen, die auch für unverpackte Lebensmittel üblich sind. Der Hinweis muss in einer Fußnote auf der Speisekarte oder durch einen Aushang erfolgen.

Unbehandelte Lebensmittel

Sogenannte unbehandelte Lebensmittel dürfen nicht durch Zusatzstoffe verändert werden. Dazu zählen beispielsweise frisches Obst und Gemüse, rohes Fleisch, Honig, Butter, Milch, Buttermilch, Kaffee, Tee, Mineralwasser, Pflanzenöle oder Teigwaren. Ganz anders sieht es aber aus, wenn diese Produkte industriell verarbeitet werden. Bei Milchmischgetränken, Buttermilch mit Fruchtzubereitung oder Tee mit Aromastoffen ist der Einsatz von Zusatzstoffen gestattet.

E-Nummern für Europa

Um den freien Warenverkehr innerhalb der Europäischen Union (EU) zu ermöglichen, haben sich alle Mitglieder auf ein einheitliches Lebensmittelzusatzstoff-Recht geeinigt. Dabei wurde die Gesetzgebung für Lebensmittelzusatzstoffe für alle Staaten der EU »harmonisiert«, das bedeutet, dass in allen Ländern die gleichen Zusatzstoffe zugelassen sind. Dabei steht das »E« für Europa, und die Numerierung kennzeichnet den entsprechenden Zusatzstoff ganz ohne Sprachbarrieren.

Gesundheitsrisiko Zusatzstoffe?

Von den über 300 zugelassenen Zusatzstoffen gelten über die Hälfte als unbedenklich, wenn sie in den vorgeschriebenen Mengen eingesetzt werden. Mancher Verbraucher schüttelt sich, wenn er Namen wie Schwefelsäure (E 513) oder Salzsäure (E 507) auf der Zutatenliste entdeckt. Diese Substanzen sind durchaus giftig, werden als Zusatzstoff aber in so geringen Mengen eingesetzt, dass ihre technologisch erwünschte Wirkung überwiegt. Bis ein neuer Zusatzstoff zugelassen wird, muss er EU-weit so manche Hürde nehmen. Zuständig ist die Europäische Behörde für Lebensmittelsicherheit (EFSA). Mit Hilfe von Zellkulturen und umfangreichen Fütterungsversuchen an Tieren wird die Sicherheit geprüft.

Richtmaß für Zusatzstoffe: der ADI-Wert

Das Ergebnis der aufwendigen Fütterungstests ist die Verzehrmenge eines Zusatzstoffes, die auch bei langfristigen Fütterungsversuchen keinerlei negative Folgen zeigte. Da Ergebnisse aus Tierversuchen nicht direkt auf den Menschen übertragbar sind, setzen die Wissenschaftler auf einen Sicherheitsfaktor und teilen die »Dosis ohne Wirkung« aus den Tierversuchen meist durch den Faktor 100. Das heißt, für den Menschen sind nur etwa ein Prozent der Menge zugelassen, die im Tierversuch ungefährlich war. Diese Menge wird als ADI-Wert (acceptable daily intake = akzeptable tägliche Aufnahme) bezeichnet.

Der ADI-Wert wird für Zusatzstoffe so festgelegt, dass er bei normaler gemischter Kost nicht überschritten wird. Trotzdem hat der ADI-Wert seine Schwächen:

- Durch einseitige Ernährung kann der ADI-Wert für bestimmte Stoffe schnell erreicht oder sogar überschritten werden.
- Wechselwirkungen von Zusatzstoffen untereinander oder mit anderen Stoffen lassen sich nur schwer untersuchen.

- Ob ein Zusatzstoff im Verdauungstrakt Allergien oder Pseudoallergien auslösen, lässt sich im Rahmen der ADI-Prüfung kaum testen.

Das sagt der ADI-Wert

Der ADI-Wert gibt die durchschnittliche Menge eines Stoffes in Milligramm pro Kilogramm Körpergewicht an, die ein Mensch sein ganzes Leben lang jeden Tag ohne gesundheitliches Risiko zu sich nehmen kann.

Zusatzstoffe – Gesundheitsgefahr für Kinder?

Viele Zusatzstoffe sind gerade bei Kindern in aller Munde. Die kleinen Schleckermäuler lieben genau die Lebensmittel, die ohne Zusatzstoffe nicht hergestellt werden können: Knallbunte Lollys, künstlich gesüßte Limonade und schaumiger Nachtisch begeistern Kinderaugen und -gaumen. Der Konsum von industriell stark verarbeiteten Lebensmitteln nimmt bei Kindern immer weiter zu. Gerade extra beworbene »Kinderlebensmittel« strotzen oft nur so vor Aroma- und Farbstoffen, Stabilisatoren oder Säuerungsmitteln. Durch ihr geringes Körpergewicht sind Kinder gesundheitlich viel stärker von Nahrungszusätzen betroffen als Erwachsene.

Unverträglichkeiten von Zusatzstoffen

Im Rahmen der Zulassungsverfahren für Lebensmittelzusatzstoffe ist es bisher nicht möglich herauszufinden, inwieweit der untersuchte Stoff Allergien oder Pseudoallergien auslöst. Man behilft sich daher mit Hauttests, die aber keine zuverlässigen Ergebnisse liefern, wie sich der Stoff verhält, wenn er gegessen wird.

Jeder Mensch reagiert ganz unterschiedlich

Wenn es nach dem Essen im Mund kribbelt, die Schleimhäute in Mund, Rachen, Nase anschwellen oder Beschwerden, wie Bauchschmerzen, Blähungen und Durchfälle, auftreten, spricht man gerne von einer Allergie. Dabei gibt es viele verschiedene Nahrungsmittelunverträglichkeiten: Hautreaktionen, Magen-Darm-Störungen, aber auch Asthma oder rheumatische Beschwerden können die Folge sein. Man unterscheidet Nahrungsmittelunverträglichkeiten daher nach den Reaktionstypen:

- **Allergien:** Auslöser von Allergien sind fast immer körperfremde Eiweiße (z. B. in Lebensmitteln, Pollen, Tierhaaren). An einer »echten« Allergie ist immer das Immunsystem beteiligt. Typische Anzeichen sind Reaktionen der Haut oder der Schleimhäute in Augen, Nase, Rachen, Magen oder Darm.
- **Pseudoallergien:** Die Reaktionen sind ähnlich wie bei echten Allergien. Dabei reagieren aber nicht Immunzellen, sondern andere Körperzellen auf den auslösenden Stoff.
- **Lebensmittel-Intoleranzen:** Ursachen für Intoleranzen sind Enzymdefekte oder -mangel, die angeboren oder erworben sein können.

Allergenkennzeichnung

Die meisten Lebensmittelallergien (90 Prozent) werden in Europa durch zwölf Lebensmittel ausgelöst. Daher müssen diese Stoffe immer auf den Lebensmittelverpackungen angegeben werden – auch wenn sie nur in sehr geringen Mengen enthalten sind.

Kennzeichnungspflichtige Allergene:

Glutenhaltiges Getreide (z. B. Weizen, Gerste, Roggen, Hafer, Dinkel, Kamut) ▪ **Krebstiere** ▪ **Eier** ▪ **Fisch** ▪ **Erdnüsse** ▪ **Soja** ▪ **Milch, einschließlich Lactose** ▪ **Schalenfrüchte** (Mandel, Haselnuss, Walnuss, Kaschunuss, Pecannuss, Paranuss, Pistazie, Macadamianuss) ▪ **Sellerie** ▪ **Senf** ▪ **Sesamsamen** ▪ **Schwefeldioxid und Sulfite** (Kennzeichnungspflicht ab 10 Milligramm pro Kilogramm oder Liter)

Ist »Bio« frei von Zusatzstoffen?

Die Hersteller von Bioprodukten zeigen, dass man auch mit viel weniger Lebensmittelzusatzstoffen auskommen kann. Die EG-Bio-Verordnung schränkt den Einsatz von Zusatzstoffen drastisch ein: Statt der weit über 300 Zusatzstoffe, lässt die EG-Bio-Verordnung weniger als 50 Zusatzstoffe zu. Farbstoffe, Süßstoffe, Stabilisatoren und Geschmacksverstärker sind vollständig verboten. Außerdem sind Zusatzstoffe in Bioprodukten nur für die Fälle erlaubt, in denen das Lebensmittel ohne die betreffenden Stoffe nicht hergestellt oder haltbar gemacht werden kann. Noch einen Schritt weiter gehen die Richtlinien der ökologischen Anbauverbände (z. B. Bioland, Demeter), indem sie weitere Zusatzstoffe ausschließen. Gentechnik ist im Biobereich grundsätzlich verboten.

Lexikon der Zusatzstoffe

Welcher Zusatzstoff verbirgt sich hinter der Bezeichnung E 500? Kann ich als Allergiker Produkte mit E 410 vertragen? Werden Geliermittel auch gentechnisch hergestellt? Antwort auf alle diese Fragen finden Sie auf den folgenden Seiten.

Die Werte in der Übersicht:

ADI-Wert (max. Tagesaufnahme)

Rot: Es gibt einen ADI-Wert. Angabe in mg pro kg Körpergewicht.

Gelb: Es liegen keine Daten vor.

Grün: keine Mengenbegrenzung vorgegeben.

Gentechnik

Rot: Einsatz von Gentechnik oder gentechnisch veränderten Organismen ist möglich.

Grün: Wird nicht gentechnisch hergestellt.

Bioprodukte

Rot: Für Bioprodukte nicht erlaubt.

Gelb: Für Bioprodukte zugelassen (EG-Bio-Verordnung).

Grün: Auch nach den Richtlinien der Bio-Anbauverbände zugelassen (Bioland-Richtlinien).

Farbstoffe & Co.

E 100 Curcumin, Kurkumin

(Farbstoff)

Beschreibung: gelber Farbstoff aus der Gelbwurz.

Herstellung: synthetisch oder aus der Gelbwurz.

Einsatz: nur in bestimmten Lebensmitteln, wie z. B. Currypulver, Kartoffelflocken, Konfitüren & Co., Margarine, Süßwaren, Wurst.

Sicherheit: gilt als unbedenklich. Kann bei entsprechend veranlagten Menschen leichte allergische Reaktionen auslösen.

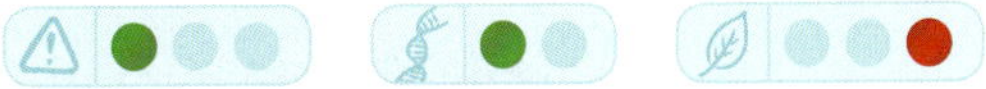

E 101 Riboflavin, Lactoflavin

(Farbstoff)

Beschreibung: Riboflavin ist die chemische Bezeichnung für Vitamin B_2. Gelber Farbstoff.

Herstellung: synthetisch oder aus natürlichen Quellen, wie Hefe oder Molke.

Einsatz: z. B. Cremespeisen, Desserts, aromatisierte, alkoholfreie und weinhaltige Getränke, Mayonnaise, Speiseeis, Suppen, Teigwaren. Riboflavin darf nur als Vitamin B_2 deklariert werden, wenn es zur Vitaminanreicherung von Lebensmitteln dient. Beim Einsatz als Farbstoff wird es als Riboflavin gekennzeichnet.

Sicherheit: gilt als unbedenklich. Es ist wasserlöslich und wird über den Harn ausgeschieden.

E 101 a Riboflavin-5'-Phosphat

(Farbstoff)

Beschreibung: Abkömmling des Riboflavins (E 101). Gelber Farbstoff.

Herstellung: synthetisch.

Einsatz: z. B. Cremespeisen, Desserts, Getränke, Mayonnaise, Speiseeis, Suppen, Süßwaren, Teigwaren.

Sicherheit: gilt als unbedenklich.

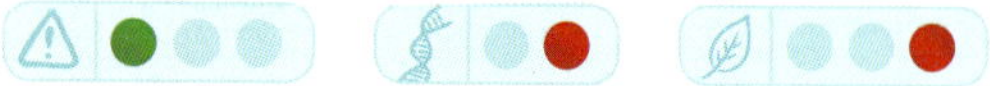

E 102 Tartrazin

(Farbstoff)

Beschreibung: künstlicher, gelber Azofarbstoff.

Herstellung: synthetisch.

Einsatz: nur in bestimmten Lebensmitteln, wie z. B. Brause, Brausepulver, Gebäck, gesalzene Knabberartikel, Kuchen, Pudding, aromatisierter Schmelzkäse, Senf, Speiseeis, Spirituosen, Süßwaren, Würzsoßen.

Sicherheit: kann allergische Reaktionen oder Pseudoallergien auslösen. Besonders bei Personen, die empfindlich auf Acetylsalicylsäure (Aspirin, ASS) oder Benzoesäure (E 210) reagieren.

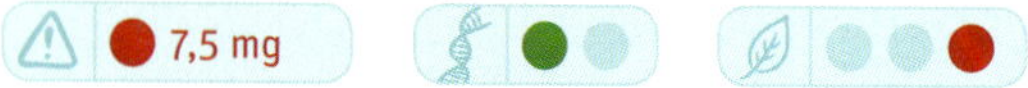

E 104 Chinolingelb

(Farbstoff)

Beschreibung: künstlicher, gelber Farbstoff.

Herstellung: synthetisch.

Einsatz: nur in bestimmten Lebensmitteln, wie z. B. Brause(pulver), Desserts, Gebäck, Konfitüren & Co.,

gesalzene Knabberartikel, Kuchen, Ostereierfarbe, Pudding, Schmelzkäse, Senf, Speiseeis, Spirituosen.
Sicherheit: kann allergische Reaktionen oder Pseudoallergien auslösen, v.a. bei empfindlichen Personen.

10,0 mg

E 110 Gelborange S, Sunsetgelb FCF

(Farbstoff)

Beschreibung: künstlicher, gelboranger Azofarbstoff.
Herstellung: synthetisch.
Einsatz: nur in bestimmten Lebensmitteln, wie z. B. Brause(pulver), Desserts, Garnelen, Kekse, Knabberartikel, Konfitüren & Co., Kuchen, Pudding, aromatisierter Schmelzkäse, Senf, Speiseeis, Spirituosen, Süßwaren, Surimi.
Sicherheit: siehe Tartrazin (E 102).

2,5 mg

E 120 Echtes Karmin, Cochenille, Karminsäure

(Farbstoff)

Beschreibung: roter Farbstoff tierischen Ursprungs.
Herstellung: aus der Scharlach-Schildlaus.
Einsatz: nur in bestimmten Lebensmitteln, wie z. B. essbare Überzüge von Wurst und Käse, Frühstücksflocken mit Fruchtgeschmack, Konfitüren & Co., rot geäderter Käse, Spirituosen, Süßwaren, Wurst.
Sicherheit: siehe Tartrazin (E 102). Wird nur noch selten eingesetzt, v. a. in alkoholischen Getränken.

5,0 mg

E 122 Azorubin, Carmoisin

(Farbstoff)

Beschreibung: künstlicher, roter Azofarbstoff.

Herstellung: synthetisch.

Einsatz: nur in bestimmten Lebensmitteln, wie z. B. Brause, Desserts, gesalzene Knabberartikel, Lachsersatz, Kekse, Kuchen, Konfitüren & Co., Schmelzkäse, Senf, Speiseeis, Spirituosen, Süßwaren, Surimi.

Sicherheit: siehe Tartrazin (E 102).

4,0 mg

E 123 Amaranth

(Farbstoff)

Beschreibung: künstlicher, roter Azofarbstoff.

Herstellung: synthetisch.

Einsatz: ausschließlich in Kaviar, Likören, Spirituosen.

Sicherheit: siehe Tartrazin (E 102).

0,8 mg

E 124 Cochenillerot A, Ponceau 4 R

(Farbstoff)

Beschreibung: künstlicher, roter Azofarbstoff.

Herstellung: synthetisch.

Einsatz: nur in bestimmten Lebensmitteln, wie z. B. Brause, Desserts, essbare Käserinde/Wursthüllen, Gebäck, gesalzene Knabberartikel, Kuchen, Lachsersatz, Schmelzkäse, Senf, Soßen, Süßwaren, Speiseeis, Surimi.

Sicherheit: siehe Tartrazin (E 102).

4,0 mg

E 127 Erythrosin

(Farbstoff)

Beschreibung: künstlicher, rosaroter Azofarbstoff.

Herstellung: synthetisch.

Einsatz: ausschließlich in Cocktailkirschen, kandierten Kirschen, Kaiserkirschen, Obstkonserven.

Sicherheit: kann Jod abgeben und Schilddrüsenfunktion beeinflussen. Vereinzelt allergische Reaktionen.

0,1 mg

E 128 Rot 2 G, Amidonaphtalrot G

(Farbstoff)

Beschreibung: künstlicher, blauroter Azofarbstoff.

Herstellung: synthetisch.

Einsatz: ausschließlich in britischen Würstchen und Hackfleisch mit Getreideanteil.

Sicherheit: siehe Tartrazin (E 102).

0,1 mg

E 129 Allurarot AC

(Farbstoff)

Beschreibung: künstlicher, roter Azofarbstoff.

Herstellung: synthetisch.

Einsatz: nur in bestimmten Lebensmitteln, wie z. B. Brause, Desserts, britische Frühstückswürstchen und -fleisch, Gebäck, Hackfleisch mit Getreideanteil, Pudding, Schmelzkäse, Sirup, Speiseeis, Süßwaren.

Sicherheit: siehe Tartrazin (E 102).

7,0 mg

E 131 Patentblau V

(Farbstoff)

Beschreibung: künstlicher, blauer Farbstoff.

Herstellung: synthetisch.

Einsatz: nur in bestimmten Lebensmitteln, wie z. B. Desserts, essbare Überzüge von Wurst und Käse, Gebäck, Kuchen, Speiseeis, Spirituosen, Süßwaren.

Sicherheit: gilt als unbedenklich.

15,0 mg

E 132 Indigotin, Indigo-Karmin

(Farbstoff)

Beschreibung: blauer Farbstoff.

Herstellung: synthetisch.

Einsatz: nur in bestimmten Lebensmitteln, wie z. B. Desserts, Kekse, Kuchen, Likör, Speiseeis, Süßwaren.

Sicherheit: gilt als unbedenklich. Allergien vereinzelt.

5,0 mg

E 133 Brillantblau FCF, Patentblau AE

(Farbstoff)

Beschreibung: künstlicher, blauer Farbstoff.

Herstellung: synthetisch.

Einsatz: nur in bestimmten Lebensmitteln, wie z. B. Desserts, englische Gemüsekonserven, essbare Überzüge für Käse und Wurst, Kekse, Kuchen, Obst- und Fruchtweine, Speiseeis, Spirituosen, Süßwaren.

Sicherheit: gilt als unbedenklich.

0,1 mg

E 140 Chlorophylle, Chlorophylline

(Farbstoff)

Beschreibung: grüner Blattfarbstoff der Pflanzen.

Herstellung: durch Extraktion aus Pflanzen, wie z. B. Nesseln, Luzerne, Spinat.

Einsatz: z. B. Gemüse in Essig oder Salzlake, Kaugummi, Käsesorten, Konfitüren, Liköre, Limonaden, Süßes.

Sicherheit: gilt als unbedenklich.

E 141 Kupferkomplexe der Chlorophylle

(Farbstoff)

Beschreibung: grüner Farbstoff.

Herstellung: aus Chlorophyllen, mit Kupfersalzen.

Einsatz: z. B. Gemüse in Essig oder Salzlake, Kaugummi, Käsesorten, Konfitüren, Liköre, Limonaden, Süßes.

Sicherheit: gilt als unbedenklich. Bedenklich nur für Menschen, die unter der sogenannten »Kupferspeicherkrankheit« leiden.

15,0 mg

E 142 Grün S, Brillantsäuregrün

(Farbstoff)

Beschreibung: künstlicher, grüner Farbstoff.

Herstellung: synthetisch.

Einsatz: nur in bestimmten Lebensmitteln, wie z. B. Desserts, Speiseeis, Süßwaren.

Sicherheit: gilt als unbedenklich.

5,0 mg

→ E 150 a Zuckerkulör

(Farbstoff)

Beschreibung: brauner bis schwarzer Farbstoff.

Herstellung: durch das Erhitzen von Zucker.

Einsatz: z. B. britische Frühstückswürstchen, Cola, Essig, Frühstücksgetreideprodukte, Gemüse in Essig oder Salzlake, Malzbrot, Spirituosen, Süßwaren, Wurst.

Sicherheit: gilt als unbedenklich.

→ E 150 b Sulfitlaugen-Zuckerkulör

(Farbstoff)

Beschreibung: brauner bis schwarzer Farbstoff.

Herstellung: durch das Erhitzen von Zucker mit Sulfitverbindungen.

Einsatz: siehe Zuckerkulör (E 150 a).

Sicherheit: gilt in den notwendigen Mengen als unbedenklich.

→ E 150 c Ammoniak-Zuckerkulör

(Farbstoff)

Beschreibung: brauner bis schwarzer Farbstoff.

Herstellung: durch das Erhitzen von Zucker mit Ammoniumverbindungen.

Einsatz: siehe Zuckerkulör (E 150 a).

Sicherheit: gilt in den notwendigen Mengen als unbedenklich.

E 150 d Ammoniumsulfit-Zuckerkulör

(Farbstoff)

Beschreibung: brauner bis schwarzer Farbstoff.

Herstellung: durch das Erhitzen von Zucker mit Sulfit- und Ammoniumverbindungen.

Einsatz: siehe Zuckerkulör (E 150 a).

Sicherheit: gilt in den notwendigen Mengen als unbedenklich.

E 151 Brillantschwarz, Schwarz PN

(Farbstoff)

Beschreibung: künstlicher, schwarzer Azofarbstoff.

Herstellung: synthetisch.

Einsatz: nur in bestimmten Lebensmitteln, wie z. B. Fischrogen, »Deutscher Kaviar«, Lakritz, Süßwaren, Würzsoßen.

Sicherheit: siehe Tartrazin (E 102).

5,0 mg

E 153 Pflanzenkohle

(Farbstoff)

Beschreibung: Farbstoff aus Pflanzenasche.

Herstellung: wird durch das vollständige Verbrennen von pflanzlichem Material gewonnen.

Einsatz: nur in bestimmten Lebensmitteln, wie z. B. Käseumhüllungen, Ziegenkäse, Morbier-Käse.

Sicherheit: gilt als unbedenklich.

E 154 Braun FK

(Farbstoff)

Beschreibung: künstlicher, brauner Azofarbstoff.
Herstellung: synthetisch.
Einsatz: nur bei englischen Räucherheringen »Kippers«.
Sicherheit: bei hohen Konzentrationen evtl. Ablagerungen in Nieren und Lymphbahnen.

0,15 mg

E 155 Braun HT

(Farbstoff)

Beschreibung: künstlicher, brauner Azofarbstoff.
Herstellung: synthetisch.
Einsatz: z. B. Gebäck, Speiseeis, Süßes, Würzmittel.
Sicherheit: bei hohen Konzentrationen evtl. Ablagerungen in Nieren und Lymphe. Siehe Tartrazin (E 102).

3,0 mg

E 160 a Carotin, ß-Carotin, Beta-Carotin

(Farbstoff)

Beschreibung: gelb bis orangerote Farbe, aus der Natur.
Herstellung: synthetisch oder aus Pflanzen.
Einsatz: z. B. Butter, Desserts, Frühstücksgetreideflocken, Käse, Margarine, Mayonnaise, Speiseeis, Wurst.
Sicherheit: Bei Überdosierung kann es zu Ablagerungen in Haut, Leber und Körperfett kommen. Kann evtl. Risiko für Lungenkrebs und Herz-Kreislauf-Erkrankungen durch höhere Aufnahme bei Rauchern erhöhen.

5,0 mg

E 160 b Annatto, Bixin, Norbixin

(Farbstoff)

Beschreibung: gelber Farbstoff, Carotinoid.
Herstellung: aus den Samenschalen des Annattobaums.
Einsatz: nur in bestimmten Lebensmitteln, wie z. B. Desserts, essbare Wurst- und Käsehüllen, Gebäck, Käse, Knabberartikel, Speiseeis.
Sicherheit: gilt als unbedenklich. Selten Allergien.

siehe *

* 2,5 mg (Annattoextrakt), 1,5 mg (für die Summe von Bixin und Norbixin)

E 160 c Capsanthin, Capsorubin

(Farbstoff)

Beschreibung: rotoranger Farbstoff, Carotinoid.
Herstellung: aus Paprika.
Einsatz: z. B. Fleischwaren, Frühstücksgetreideflocken, Käse, Mayonnaise, Soßen, Süßwaren, Suppen, Wurst.
Sicherheit: gilt als unbedenklich.

E 160 d Lycopin

(Farbstoff)

Beschreibung: rotoranger Farbstoff, Carotinoid.
Herstellung: aus Tomaten.
Einsatz: nur in bestimmten Lebensmitteln, wie z. B. Fischpasteten, Schmelzkäse, Soßen, Würzmittel.
Sicherheit: gilt als unbedenklich.

E 160 e Beta-apo-8'-Carotinal (C 30)

(Farbstoff)

Beschreibung: orangeroter Farbstoff, Carotinoid.
Herstellung: synthetisch.
Einsatz: nur in bestimmten Lebensmitteln, wie z. B. Alkoholika, Desserts, Soßen, Süßwaren, Würzmittel.
Sicherheit: Steht im Verdacht, durch höhere Aufnahmewerte bei Rauchern das Risiko für Lungenkrebs und Herz-Kreislauf-Erkrankungen zu vergrößern.

5,0 mg

E 160 f Beta-apo-8'-Carotinsäure-Ethylester (C 30)

(Farbstoff)

Beschreibung: orangeroter Farbstoff, Carotinoid.
Herstellung: synthetisch.
Einsatz: nur in bestimmten Lebensmitteln, wie z. B. Alkoholika, Desserts, Soßen, Süßwaren, Würzmittel.
Sicherheit: siehe Beta-apo-8'-Carotinal (E 160 e).

5,0 mg

E 161 b Lutein, Xanthophyll

(Farbstoff)

Beschreibung: orangegelber Farbstoff, Carotinoid.
Herstellung: aus Pflanzen oder Eidotter.
Einsatz: nur in bestimmten Lebensmitteln, wie z. B. Gebäck, Kuchen, Soßen, Süßwaren, Würzmittel.
Sicherheit: gilt als unbedenklich.

E 161 g Canthaxanthin

(Farbstoff)

Beschreibung: orangegelber Farbstoff, Carotinoid.

Herstellung: synthetisch.

Einsatz: ausschließlich für die französische Wurstsorte »Saucisses de Strasbourg«.

Sicherheit: gilt in den benötigten Mengen als unbedenklich.

0,05 mg

E 162 Betanin, Beetenrot

(Farbstoff)

Beschreibung: roter Farbstoff aus Roter Beete.

Herstellung: aus Roter Beete.

Einsatz: z. B. Desserts, Fruchtgelees, Fruchtjoghurt, Kaugummi, Speiseeis, Suppen, Soßen. Saftkonzentrate werden nicht mit einer E-Nummer gekennzeichnet.

Sicherheit: gilt als unbedenklich.

E 163 Anthocyane

(Farbstoffe)

Beschreibung: rote bis blaue Farbstoffe in Pflanzen.

Herstellung: aus Obst und Gemüse, vor allem aus den Schalen roter Weintrauben.

Einsatz: z. B. Getränke, Konfitüren & Co., Obstkonserven, Speiseeis, Süßwaren.

Sicherheit: gelten als unbedenklich.

E 170 Calciumcarbonat

(Farbstoff, Säureregulator, Trennmittel)

Beschreibung: auch als Kalk oder Kreide bekannt, färbt Lebensmittel weiß.

Herstellung: synthetisch oder aus Kalkstein.

Einsatz: z. B. Backmittel, Backpulver, Beikost für Kinder, Drageés, Käse, Kaugummi, Traubensaft, Überzüge von Süßwaren.

Sicherheit: gilt als unbedenklich.

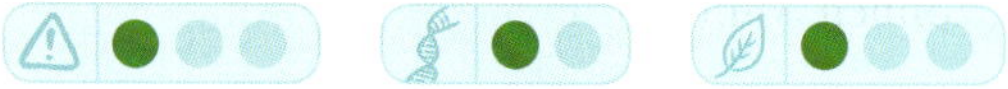

E 171 Titandioxid

(Farbstoff)

Beschreibung: weißer Farbstoff.

Herstellung: aus Mineralien.

Einsatz: z. B. Dragees, Kaugummi, Überzüge.

Sicherheit: gilt als unbedenklich.

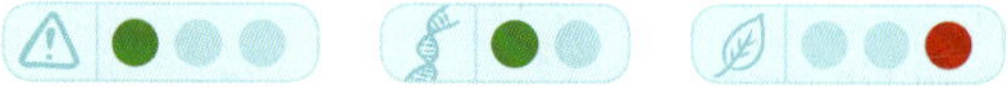

E 172 Eisenoxide, Eisenhydroxide

(Farbstoff)

Beschreibung: gelber, roter, schwarzer Farbstoff.

Herstellung: aus natürlich vorkommenden Mineralien, häufiger jedoch synthetisch.

Einsatz: z. B. Dragees, Käserinden, Oliven, Überzüge.

Sicherheit: gelten als unbedenklich. Sie werden nicht vom Körper aufgenommen und tragen daher auch nicht zur Eisenversorgung bei.

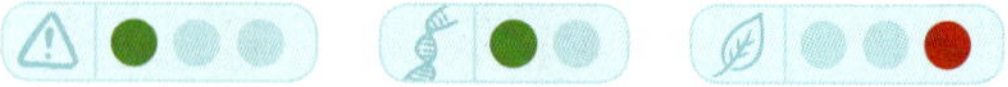

E 173 Aluminium

(Farbstoff)

Beschreibung: silbrig-grauer Farbstoff.

Herstellung: aus Mineralien.

Einsatz: ausschließlich Dekoration von Kuchen und Keksen, Überzüge von Zuckerwaren.

Sicherheit: gilt in geringen Mengen als unbedenklich, da Aluminium über die Nieren ausgeschieden wird. Nierenkranke, insbesondere bei chronischem Nierenversagen, können Aluminium im Körper anreichern.

E 174 Silber

(Farbstoff)

Beschreibung: silbriger Farbstoff, Edelmetall.

Herstellung: aus Silbererzen.

Einsatz: ausschließlich Liköre, Pralinen, Überzüge von Süßwaren.

Sicherheit: gilt in geringen Mengen als unbedenklich.

E 175 Gold

(Farbstoff)

Beschreibung: goldglänzender Farbstoff, Edelmetall.

Herstellung: aus goldhaltigen Gesteinen.

Einsatz: ausschließlich Liköre, Pralinen, Überzüge von Süßwaren.

Sicherheit: gilt als unbedenklich.

E 180 Litholrubin BK, Rubinpigment BK

(Farbstoff)

Beschreibung: künstlicher, roter Azofarbstoff.

Herstellung: synthetisch.

Einsatz: ausschließlich essbare Käserinde.

Sicherheit: gilt als unbedenklich. Siehe Tartrazin (E 102).

1,5 mg

Konservierungsstoffe & Co.

E 200 Sorbinsäure, Hexadien-Carbonsäure

(Konservierungsstoff)

Beschreibung: kommt natürlich in Früchten vor; hemmt das Wachstum von Hefen, Schimmel und Bakterien.

Herstellung: synthetisch.

Einsatz: nur in bestimmten Lebensmitteln, wie z. B. abgepackte Backwaren, Feinkostprodukten, Garnelen, Käse, Konfitüren & Co., Mayonnaise, Trockenobst, Wein.

Sicherheit: gilt als unbedenklich. Kann selten allergische Reaktionen oder Pseudoallergien auslösen.

25,0 mg

E 202 Kalium-/Sorbat, E 203 Calcium-/Sorbat

(Konservierungsstoffe)

Beschreibung: Salze der Sorbinsäure (E 200).

Herstellung + Einsatz: siehe Sorbinsäure (E 200).

Sicherheit: unbedenklich. Selten Allergie auslösend.

25,0 mg

E 210 Benzoesäure und E 211–213 Benzoate

[E 211 Natrium-, E 212 Kalium-, E 213 Calciumbenzoat]

(Konservierungsstoffe)

Beschreibung: kommt in geringen Mengen natürlich in Früchten vor. Hemmt das Wachstum von Hefen und Bakterien. E 211–213 sind jeweils Salze der Benzoesäure.

Herstellung: synthetisch.

Einsatz: nur in bestimmten Lebensmitteln, wie z. B. Aspik, Fertigsalate, Garnelen, Gemüsekonserven, Kaugummi, Konfitüren & Co., Marinaden, Oliven.

Sicherheit: kann allergische Reaktionen oder Pseudoallergien auslösen. Besonders bei Personen, die unter einer Allergie gegen Acetylsalicylsäure (z. B. Aspirin, ASS), Asthma, Heuschnupfen oder Hautallergien leiden. Steht im Verdacht, mit Ascorbinsäure krebserregendes Benzol zu bilden.

5,0 mg

E 214 PHB-Ester, Ethyl-p-hydroxybenzoat

(Konservierungsstoff)

Beschreibung: Verbindung der Benzoesäure (E 210).

Herstellung: synthetisch.

Einsatz: nur in bestimmten Lebensmitteln, wie z. B. Feinkostsalate, Fischmarinaden, Knabberartikel, Soßen, Süßwaren.

Sicherheit: kann selten Allergien oder Pseudoallergien auslösen. Hat eine leicht betäubende Wirkung auf der Zunge.

10,0 mg

E 215 PHB-Ester, Natriumethyl-p-hydroxybenzoat

(Konservierungsstoff)

Beschreibung: Verbindung des PHB-Esters (E 214).

Herstellung: synthetisch.

Einsatz: siehe PHB-Ester (E 214).

Sicherheit: kann (Pseudo-)Allergien auslösen.

10,0 mg

E 216 PHB-Ester, Propyl-p-hydroxybenzoat E 217 PHB-Ester, Natriumpropyl-p-hydroxybenzoat

(Konservierungsstoffe)

Beschreibung: Verbindungen des PHB-Esters (E 214).

Herstellung: synthetisch.

Einsatz: siehe PHB-Ester (E 214).

Sicherheit: können (Pseudo-)Allergien auslösen. Weitere Zulassung als Zusatzstoffe ist in der Diskussion.

E 218 PHB-Ester, Methyl-p-hydroxybenzoat E 219 PHB-Ester, Natriummethyl-p-hydroxybenzoat

(Konservierungsstoffe)

Beschreibung: Verbindungen des PHB-Esters (E 214).

Herstellung: synthetisch.

Einsatz: siehe PHB-Ester (E 214).

Sicherheit: können (Pseudo-)Allergien auslösen.

10,0 mg

E 220 Schwefeldioxid, Schweflige Säure

(Konservierungsstoff, Antioxidationsmittel)

Beschreibung: in der Natur weit verbreitetes Gas. Hemmt die Aktivität von Hefen, Pilzen und Bakterien. Anwendung als Gas, in Wasser gelöst (Schweflige Säure) oder als Salz der Schwefligen Säure (Sulfite).

Herstellung: synthetisch, aus Erzen oder organischen Materialien.

Einsatz: nur in bestimmten Lebensmitteln, wie z. B. Gemüsekonserven, Trockenkartoffelerzeugnisse, Kartoffelchips, Trockenfisch und -früchten, Wein. Bei Wein muss der Einsatz von Schwefeldioxid oder Sulfiten ab einem Gehalt von mehr als 10 mg/l im Endprodukt auf dem Etikett gekennzeichnet werden.

Sicherheit: werden meist gut vertragen. Bei empfindlichen Personen können Übelkeit, Erbrechen, Durchfall, Kopfschmerzen, Asthma und Allergien auftreten.

0,7 mg

E 221–224, E 226–228 Sulfite

[E 221 Natriumsulfit, E 222 Natriumhydrogensulfit, E 223 Natriumdisulfit, E 224 Kaliumdisulfit, E 226 Calciumsulfit, E 227 Calciumhydrogensulfit, E 228 Kaliumhydrogensulfit]

(Konservierungsstoffe, Antioxidationsmittel)

Beschreibung: Salze der Schwefligen Säure (E 220).

Herstellung: synthetisch.

Einsatz: siehe Schwefeldioxid (E 220).

Sicherheit: siehe Schwefeldioxid (E 220).

0,7 mg

E 231 Orthophenylphenol
E 232 Natriumorthophenylphenolat

(Konservierungsstoffe)

Beschreibung: aromatische Kohlenwasserstoffe; wirken gegen Schimmelpilze und Bakterien.

Herstellung: synthetisch.

Einsatz: nur zur Behandlung von Zitrusfrüchten.

Sicherheit: allergische Hautreaktionen. Vom Verzehr behandelter Schalen ist abzuraten. Nach dem Kontakt, mit entsprechend behandelten Fruchtschalen, Hände gut waschen. Weitere Zulassung als Lebensmittel-Zusatzstoffe fraglich, fallen dann unter die gesetzlichen Regelungen für Pflanzenschutzmittel.

E 234 Nisin, Nisol

(Konservierungsstoff)

Beschreibung: Name einer Gruppe von antibiotisch wirksamen Eiweißverbindungen.

Herstellung: aus Bakterienkulturen.

Einsatz: ausschließlich »Clotted Cream«, gereifter Käse, Mascarpone, Pudding, Schmelzkäse.

Sicherheit: gilt als unbedenklich.

0,3 mg

E 235 Natamycin, Pimaricin

(Konservierungsstoff)

Beschreibung: wirkt antibiotisch gegen Hefen und Schimmelpilze.

Herstellung: aus Schimmelpilzen.

Einsatz: nur zur Oberflächenbehandlung von getrockneter oder gepökelter Wurst, Hartkäse, Schnittkäse.
Sicherheit: gilt als unbedenklich. Kann zur Bildung resistenter Krankheitserreger führen. Vom Verzehr damit behandelter Käserinden und Wurstpellen ist abzuraten.

0,3 mg

E 239 Hexamethylentetramin, Methenamin

(Konservierungsstoff)
Beschreibung: wirkt gegen Bakterien.
Herstellung: synthetisch.
Einsatz: ausschließlich Provolone-Käse.
Sicherheit: gilt in den verwendeten Mengen als unbedenklich. Selten Allergien.

0,15 mg

E 242 Dimethyldicarbonat, DMDC

(Konservierungsstoff)
Beschreibung: tötet Mikroorganismen.
Herstellung: synthetisch.
Einsatz: nur zur Entkeimung bei der Abfüllung von alkoholfreiem Wein, Limonaden, Teekonzentraten.
Sicherheit: gilt als unbedenklich.

E 249 Kaliumnitrit, Nitritpökelsalz

(Konservierungsstoff)
Beschreibung: Bestandteil von Pökelsalzen; wirkt gegen Bakterien, wie z. B. Clostridium botulinum (produ-

ziert das hochgiftige Botulismus-Toxin). Pökelsalze sind Mischungen aus Kochsalz mit Natriumnitrit, Kaliumnitrit sowie Natrium- und Kaliumnitrat. Der Zusatz von Pökelsalz zu Fleisch- oder Wurstwaren bewirkt, dass diese Produkte eine rote Färbung er-/ und behalten und während der Fleischreifung das typische Pökelaroma entwickeln.

Herstellung: synthetisch.

Einsatz: ausschließlich als Bestandteil des Pökelsalzes für gepökelte Fleischerzeugnisse, Speck, Gänse- und Entenleberpastete.

Sicherheit: Nitrite behindern den Sauerstofftransport im Blut, was insbesondere für Säuglinge gefährlich ist. Aus Nitrit können sich im Zusammenspiel mit Eiweißen, bei Temperaturen über 130 Grad Celsius, krebserregende Nitrosamine bilden. Gepökelte Fleischwaren daher eher selten verzehren und nicht durch Braten oder Grillen zu stark erhitzen.

0,06 mg

E 250 Natriumnitrit, Nitritpökelsalz

(Konservierungsstoff)

Beschreibung: Bestandteil von Pökelsalzen, siehe Kaliumnitrit (E 249).

Herstellung: synthetisch.

Einsatz: ausschließlich als Bestandteil des Pökelsalzes für gepökelte Fleischerzeugnisse, Speck, Gänse- und Entenleberpastete.

Sicherheit: siehe Kaliumnitrit (E 249).

0,06 mg

E 251 Natriumnitrat, Nitrat

(Konservierungsstoff)

Beschreibung: Bestandteil von Pökelsalzen, vgl. E 249.

Herstellung: synthetisch.

Einsatz: ausschließlich als Bestandteil des Pökelsalzes für gepökelte Fleischerzeugnisse, Speck, Gänse- und Entenleberpastete, Hart- und Schnittkäse, eingelegte Heringe, Sprotten.

Sicherheit: aus Nitraten können Nitrite und krebserregende Nitrosamine entstehen, siehe Kaliumnitrit (E 249). Nur ein geringer Teil der Nitrataufnahme des Menschen stammt aus den Pökelsalzen. Hauptquellen sind pflanzliche Lebensmittel und Trinkwasser.

5,0 mg

E 252 Kaliumnitrat, Nitrat

(Konservierungsstoff)

Beschreibung: Bestandteil von Pökelsalzen, siehe Kaliumnitrit (E 249).

Herstellung: synthetisch.

Einsatz: ausschließlich als Bestandteil des Pökelsalzes für gepökelte Fleischerzeugnisse, Speck, Gänse- und Entenleberpastete, Hart- und Schnittkäse, eingelegte Heringe, Sprotten.

Sicherheit: aus Nitraten können Nitrite und krebserregende Nitrosamine entstehen, siehe Kaliumnitrit (E 249). Nur ein geringer Teil der Nitrataufnahme des Menschen stammt aus den Pökelsalzen. Hauptquellen sind pflanzliche Lebensmittel und Trinkwasser.

5,0 mg

E 260 Essigsäure

(Konservierungsstoff, Säuerungsmittel)

Beschreibung: natürlich vorkommende Säure.

Herstellung: synthetisch oder durch Gärung.

Einsatz: z. B. Gemüsekonserven, Fischkonserven, Mozzarella, Weißbrot.

Sicherheit: gilt als unbedenklich.

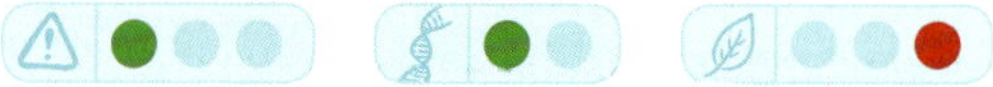

E 261–263 Acetate

[E 261 Kaliumacetat, E 262 Natriumacetat, E 263 Calciumacetat]

(Konservierungsstoffe, Säureregulatoren)

Beschreibung: Salze der Essigsäure.

Herstellung: synthetisch.

Einsatz: z. B. Beikost für Säuglinge, Gemüsekonserven, Fischkonserven, Mozzarella, Weißbrot.

Sicherheit: gelten als unbedenklich.

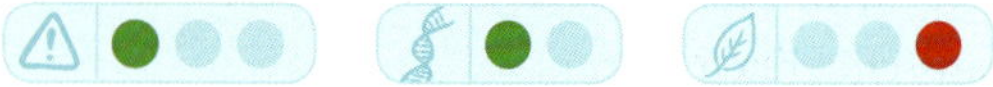

E 270 Milchsäure

(Konservierungsstoff)

Beschreibung: natürlich vorkommende Säure.

Herstellung: synthetisch oder bakteriell (Milchsäurebakterien).

Einsatz: z. B. Bier, eingelegtes Gemüse, Feinkostsalate, Fruchtnektar, Kindernahrung, Konfitüren, Süßwaren.

Sicherheit: gilt als unbedenklich.

E 280 Propionsäure und E 281–283 Propionate

[E 281 Natrium-, E 282 Calcium-, E 283 Kaliumpropionat]

(Konservierungsstoff)

Beschreibung: natürlich vorkommende Säure, wirkt gegen Bakterien, Hefen und Schimmelpilze. E 281–283 sind die Salze der Propionsäure.

Herstellung: synthetisch.

Einsatz: ausschließlich in industriell hergestellten, abgepackten Backwaren und vorgebackenem Brot.

Sicherheit: gilt als unbedenklich. Stechender Geruch, saurer Geschmack. Wurde 1988 in Deutschland verboten und inzwischen EU-weit wieder zugelasssen.

E 284 Borsäure

(Konservierungsstoff)

Beschreibung: Säuren des Bors.

Herstellung: synthetisch.

Einsatz: ausschließlich echter Kaviar.

Sicherheit: Bor kann sich im Körper anreichern. In hohen Dosen Vergiftungserscheinungen und Nierenschäden.

E 285 Borax

(Konservierungsstoff)

Beschreibung: Salz der Borsäure.

Herstellung: aus natürlichem Material.

Einsatz + Sicherheit: siehe Borsäure (E 284).

E 290 Kohlendioxid

(Packgas, Treibgas, Säuerungsmittel)

Beschreibung: kommt in jeder lebenden Zelle vor.
Herstellung: synthetisch oder aus natürlichen Quellen.
Einsatz: z. B. Erfrischungsgetränke, Gewürze, Kaffee, Mineralwasser, Snackprodukte.
Sicherheit: gilt als unbedenklich.

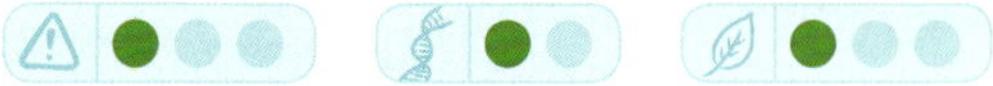

E 296 Apfelsäure

(Säuerungsmittel)

Beschreibung: kommt in jeder lebenden Zelle vor.
Herstellung: synthetisch oder naturidentisch.
Einsatz: z. B. Erfrischungsgetränke, Konfitüren & Co., Obst- und Gemüsekonserven, Säfte.
Sicherheit: gilt als unbedenklich.

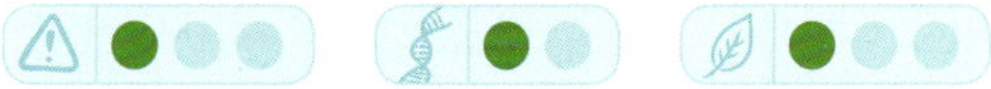

E 297 Fumarsäure

(Säuerungsmittel)

Beschreibung: kommt in jeder lebenden Zelle vor.
Herstellung: synthetisch oder naturidentisch.
Einsatz: nur in bestimmten Lebensmitteln, wie z. B. Desserts, Instantpulver für Fruchtgetränke und aromatisierte Tees, Füllungen und Überzüge von Kuchen, Gebäck.
Sicherheit: gilt als unbedenklich.

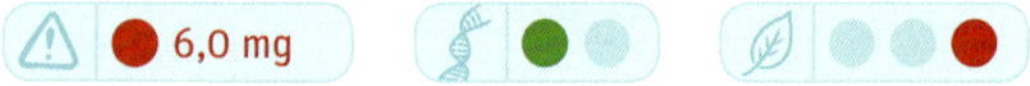

Antioxidations- & Säuerungsmittel

E 300 Ascorbinsäure

(Antioxidations-/Mehlbehandlungsmittel, Stabilisator)

Beschreibung: Vitamin C.

Herstellung: synthetisch.

Einsatz: z. B. Backmischungen, Bier, Brot, Fleisch- und Wurstwaren, Fruchtsäfte, Kartoffelprodukte, Konfitüren & Co., Obst- und Gemüsekonserven.

Sicherheit: gelten als unbedenklich. Sie werden nur als Vitamin C gekennzeichnet, wenn sie zur Vitaminanreicherung von Lebensmitteln eingesetzt werden. Als Zusatzstoff wird E 300 als Ascorbinsäure gekennzeichnet.

E 301 Natrium-L-Ascorbat

(Antioxidations-/Mehlbehandlungsmittel, Stabilisator)

Beschreibung: Salz der Ascorbinsäure.

Herstellung/Einsatz/Sicherheit: siehe Ascorbinsäure (E 300)

E 302 Calcium-L-Ascorbat

(Antioxidations-/Mehlbehandlungsmittel, Stabilisator)

Beschreibung: Salz der Ascorbinsäure.

Herstellung/Einsatz/Sicherheit: siehe Ascorbinsäure (E 300)

E 304 Ascorbinsäureester Ascorbylpalmitat Ascorbylstearat

(Antioxidationsmittel, Stabilisator)

Beschreibung: Fettsäureester der Ascorbinsäure.
Herstellung: synthetisch.
Einsatz: z. B. Backfette, Bratfette, Fleisch- und Wurstwaren, Mayonnaise, Speiseöle, Weißbrot.
Sicherheit: siehe Ascorbinsäure (E 300).

E 306 Tocopherol, tocopherolhaltige natürliche Extrakte

(Antioxidationsmittel, Farbstabilisator)

Beschreibung: natürliches Vitamin E. Insgesamt sieben Tocopherole werden als Vitamin E bezeichnet.
Herstellung: natürliche Extrakte aus ölhaltigen Samen.
Einsatz: z. B. Backfette, Bratfette, Desserts, Dressings, Kaugummi, Säuglingsnahrung, Speiseöle.
Sicherheit: gilt in Lebensmitteln als unbedenklich. Überdosierung durch Vitaminpräparate möglich. Wird nur als Vitamin E gekennzeichnet, wenn es zur Vitaminanreicherung von Lebensmitteln eingesetzt wird, z. B. ACE-Säfte.

0,15–2,0 mg

E 307–309 Tocopherole

[E 307 Alpha-Tocopherol, E 308 Gamma-Tocopherol, E 309 Delta-Tocopherol]

(Antioxidatonsmittel, Farbstabilisatoren)

Beschreibung: sieben verschiedene Tocopherole.
Herstellung: synthetisch.
Einsatz + Sicherheit: siehe Tocopherol (E 306).

1,5–2,0 mg

E 310–312 Gallate

[E 310 Propyl-, E 311 Octyl-, E 312 Dodecylgallat]

(Antioxidationsmittel)

Beschreibung: Esterverbindungen der Gallussäure, die in der Natur weit verbreitet ist.
Herstellung: synthetisch.
Einsatz: verschiedene fetthaltige Lebensmittel, wie z. B. Frühstücksflocken, Kaugummi, Knabberartikel aus Getreide, Backmischungen, Trockensuppen, Würzen.
Sicherheit: können (Pseudo-)Allergien auslösen.

0,5 mg

E 315 Isoascorbinsäure
E 316 Natriumisoascorbat

(Antioxidationsmittel, Farbstabilisator)

Beschreibung: künstliche Variante der Ascorbinsäure ohne Vitamin-C-Wirkung. E 316 ist das Salz davon.
Herstellung: synthetisch.
Einsatz: nur gepökelte/konservierte Fleischprodukte, konservierte Fischerzeugnisse, getrockneter oder gefrorener Fisch mit roter Haut, wärmebehandelte Sahne.
Sicherheit: gelten als unbedenklich. Konkurrieren im Körper mit der vitaminwirksamen Ascorbinsäure.

6,0 mg

E 320 Butylhydroxyanisol (BHA)

(Antioxidationsmittel)

Beschreibung: künstliches Antioxidationsmittel.
Herstellung: synthetisch.
Einsatz: verschiedene fetthaltige Lebensmittel, z. B. Kaugummi, Knabberartikel aus Getreide, Kuchenmischungen, Trockensuppen, Süßigkeiten.
Sicherheit: kann (Pseudo-)Allergien auslösen.

0,5 mg

E 321 Butylhydroxytoluol (BHT)

(Antioxidationsmittel)

Beschreibung: künstliches Antioxidationsmittel.
Herstellung: synthetisch.
Einsatz: fetthaltige Lebensmittel, siehe BHA (E 320).
Sicherheit: steht im Verdacht, allergische Reaktionen oder Pseudoallergien auszulösen.

0,05 mg

E 322 Lecithin

(Antioxidations-/Mehlbehandlungsmittel, Emulgator, Stabilisator)

Beschreibung: natürlicher, fettähnlicher Stoff, Phospholipid.
Herstellung: aus Sojabohnen, Sonnenblumen, Raps, Erdnüssen, Mais, Eigelb.
Einsatz: z. B. Gebäck, Margarine, Schokolade.
Sicherheit: gilt als unbedenklich.

E 325 Natriumlactat

(Feuchthaltemittel, Säureregulator)

Beschreibung: Salz der Milchsäure (E 270).

Herstellung: aus Milchsäure.

Einsatz: z. B. Eiscreme, Käse, Konfekt, Konfitüren & Co., Obst- und Gemüsekonserven, Rohwurst, Sülze.

Sicherheit: gilt als unbedenklich.

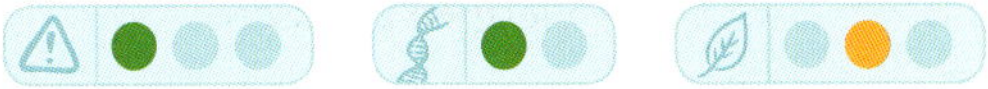

E 326 Kaliumlactat
E 327 Calciumlactat

(Feuchthaltemittel, Säureregulatoren)

Beschreibung: Salze der Milchsäure (E 270).

Herstellung: aus Milchsäure.

Einsatz: z. B. Eiscreme, Käse, Konfekt, Konfitüren & Co., Obst- und Gemüsekonserven, Rohwurst, Sülze.

Sicherheit: gelten als unbedenklich.

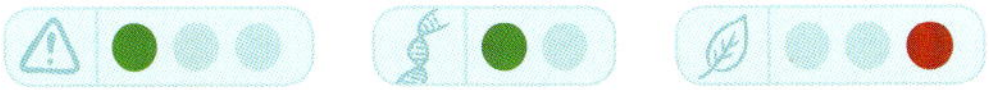

E 330 Citronensäure, Zitronensäure

(Antioxidationsmittel, Komplexbildner, Säuerungsmittel, Säureregulator, Schmelzsalz)

Beschreibung: Bestandteil jeder lebenden Zelle.

Herstellung: biotechnologisch, mit Hilfe von Schimmelpilzen (Aspergillus niger), aus Traubenzucker (Glucose) oder Melasse.

Einsatz: z. B. Backwaren, Desserts, Eiscreme, Erfrischungsgetränke, Fleischprodukte, Fruchtsäfte, Käse, Konfitüren & Co., Süßwaren, Teigwaren.

Sicherheit: gilt als unbedenklich. Allergische Reaktionen bei Schimmelpilzallergikern möglich. Fördert als starke Säure Zahnkaries, bei häufigem Genuss entsprechender Getränke (z. B. Erfrischungsgetränke).

E 331 Natriumcitrat

(Komplexbildner, Säuerungsmittel, Säureregulator)

Beschreibung: Salz der Citronensäure (E 330).
Herstellung: aus Citronensäure (E 330).
Einsatz: z. B. Desserts, Eiscreme, Fleischprodukte, Käse, Kondensmilch, Konfitüren & Co., Obst- und Gemüsekonserven, Sprudelgetränke, Süßwaren, Wein.
Sicherheit: gilt als unbedenklich. Allergische Reaktionen bei Schimmelpilzallergikern sind jedoch möglich.

E 332 Kaliumcitrat

(Komplexbildner, Säuerungsmittel, Säureregulator, Schmelzsalz)

Beschreibung: Salz der Citronensäure (E 330).
Herstellung: aus Citronensäure (E 330).
Einsatz: z. B. Desserts, Eiscreme, Fleischprodukte, Gelierzucker, Käse, Kondensmilch, Konfitüren & Co., Obst- und Gemüsekonserven, Sprudelgetränke, Süßwaren, Trockenmittel, Wein.
Sicherheit: gilt als unbedenklich. Allergische Reaktionen bei Schimmelpilzallergikern möglich.

E 333 Calciumcitrat

(Komplexbildner, Säuerungsmittel, Säureregulator, Schmelzsalz)

Beschreibung: Salz der Citronensäure (E 330).

Herstellung: aus Citronensäure (E 330).

Einsatz + Sicherheit: siehe Natriumcitrat (E 331).

E 334 Weinsäure, Weinsteinsäure

(Komplexbildner, Säuerungsmittel, Säureregulator)

Beschreibung: natürlicher Inhaltsstoff vieler Früchte.

Herstellung: Nebenprodukt der Weinherstellung.

Einsatz: z. B. Aspik, Desserts, Eiscreme, Erfrischungsgetränke, Fruchtsäfte, Getränke- und Brausepulver, Konfitüren & Co., Sülzen, Süßwaren.

Sicherheit: gilt als unbedenklich.

30,0 mg

E 335 Natriumtartrat
E 336 Kaliumtartrat

(Komplexbildner, Säuerungsmittel, Säureregulatoren, Backtriebmittel)

Beschreibung: Salze der Weinsäure (E 334).

Herstellung: aus Weinsäure (E 334).

Einsatz: z. B. Aspik, Desserts, Eiscreme, Erfrischungsgetränke, Fruchtsäfte, Getränke- und Brausepulver, Konfitüren & Co., Sülzen, Süßwaren, Kochsalzersatz.

Sicherheit: gelten als unbedenklich.

30,0 mg

E 337 Natrium-Kaliumtartrat

(Komplexbildner, Säuerungsmittel, Säureregulator, Backtriebmittel)

Beschreibung: Salz der Weinsäure (E 334).
Herstellung: aus Weinsäure (E 334).
Einsatz: z. B. Aspik, Desserts, Eiscreme, Erfrischungsgetränke, Fruchtsäfte, Getränke- und Brausepulver, Konfitüren & Co., Sülzen, Süßwaren, Kochsalzersatz.
Sicherheit: gilt als unbedenklich.

30,0 mg

E 338 Phosphorsäure

(Komplexbildner, Säuerungsmittel, Schmelzsalz)

Beschreibung: in der Natur weit verbreitet.
Herstellung: aus phosphathaltigen Mineralien.
Einsatz: nur in bestimmten Lebensmitteln, wie z. B. Brühwürste, Erfrischungsgetränke, Cola-Getränke, Kaffeeweißer, Sahneerzeugnisse, Schmelzkäse, Sportlergetränke.
Sicherheit: gilt als unbedenklich. Kann in hoher Dosis die Aufnahme von Calcium, Magnesium und Eisen behindern. Steht im Verdacht, an Aufmerksamkeitsdefizit-Hyperaktivitätsstörungen (ADHS) bei Kindern beteiligt zu sein.

70,0 mg

E 339 Natriumphosphat
E 340 Kaliumphosphat

(Komplexbildner, Säureregulatoren, Schmelzsalze)

Beschreibung: Produkte der Phosphorsäure (E 338).

Herstellung: synthetisch aus Phosphorsäure (E 338).
Einsatz + Sicherheit: siehe Phosphorsäure (E 338).

70,0 mg

E 341 Calciumphosphat, Phosphat

(Säureregulator, Trennmittel, Backtriebmittel)

Beschreibung: Produkt der Phosphorsäure (E 338).
Herstellung + Einsatz + Sicherheit: siehe Natriumphosphat (E 339).

70,0 mg

E 343 Magnesiumphosphat, Phosphat

(Säureregulator, Trennmittel)

Beschreibung: Produkt der Phosphorsäure (E 338).
Herstellung + Einsatz + Sicherheit: siehe Natriumphosphat (E 339).

70,0 mg

E 350–352 Malate

[E 350 Natrium-, E 351 Kalium-, E 352 Calciummalat]

(Säureregulatoren)

Beschreibung: Salze der Apfelsäure; kommen in jeder lebenden Zelle vor.
Herstellung: aus Apfelsäure.
Einsatz: z. B. Fruchtsäfte, Limonaden, Konfitüren & Co., Obst- und Gemüsekonserven.
Sicherheit: Malate gelten als unbedenklich.

E 353 Metaweinsäure

(Säuerungsmittel)

Beschreibung: Abkömmling der Weinsäure (E 334).

Herstellung: aus Weinsäure (E 334).

Einsatz: ausschließlich Schaumwein, Wein.

Sicherheit: gilt als unbedenklich.

E 354 Calciumtartrat

(Säuerungsmittel, Säureregulator, Komplexbildner, Backtriebmittel)

Beschreibung: Salz der Weinsäure (E 334).

Herstellung: aus Weinsäure (E 334).

Einsatz: z. B. Aspik, Desserts, Eiscreme, Erfrischungsgetränke, Fruchtsäfte, Getränke- und Brausepulver, Konfitüren & Co., Sülzen, Süßwaren.

Sicherheit: gilt als unbedenklich.

30,0 mg

E 355 Adipinsäure

(Säuerungsmittel, Säureregulator)

Beschreibung: natürlich in Zuckerrüben und Melasse.

Herstellung: synthetisch.

Einsatz: ausschließlich Desserts, Gebäckfüllungen, Getränkepulver, Süßwarenüberzüge, Trockendessertpulver, Kochsalzersatz.

Sicherheit: gilt als unbedenklich. ADI-Wert kann schnell erreicht werden.

5,0 mg

E 356 Natriumadipat, E 357 Kaliumadipat

(Säureregulatoren)

Beschreibung: Salze der Adipinsäure (E 355).
Herstellung: aus Adipinsäure (E 355).
Einsatz + Sicherheit: siehe Adipinsäure (E 355).

5,0 mg

E 363 Bernsteinsäure

(Geschmacksverstärker, Säuerungsmittel)

Beschreibung: kommt in jeder lebenden Zelle vor; schmeckt leicht sauer und salzig.
Herstellung: durch chemische Reaktionen aus Malein- oder Fumarsäure (E 297).
Einsatz: ausschließlich Desserts, Brühen, Getränkepulver, Suppen, Kochsalzersatz.
Sicherheit: gilt als unbedenklich.

E 380 Triammoniumcitrat

(Säureregulator, Farbstabilisator, Komplexbildner, Säuerungsmittel, Schmelzsalz)

Beschreibung: Salz der Citronensäure (E 330); kommt in jeder lebenden Zelle vor.
Herstellung: aus Citronensäure (E 330).
Einsatz: z. B. Desserts, Fleischprodukte, Gelierzucker, Kondensmilch, Konfitüren & Co., Obst- und Gemüsekonserven, Süßwaren.
Sicherheit: gilt als unbedenklich.

E 385 Calcium-Dinatrium-EDTA

(Antioxidationsmittel, Komplexbildner)

Beschreibung: künstliches Antioxidationsmittel.
Herstellung: synthetisch.
Einsatz: nur in bestimmten Lebensmitteln, wie z. B. emulgierte Soßen, Konserven von Hülsenfrüchten, Pilze, Artischocken, Krebs- und Weichtiere, gefrorene Krebstiere, Halbfettmargarine.
Sicherheit: gilt als unbedenklich. Kann die Aufnahme von Schwermetallen aus der Nahrung steigern.

2,5 mg

Verdickungs- & Feuchthaltemittel

E 400 Alginsäure, Alginat

(Geliermittel, Verdickungsmittel, Überzugsmittel)

Beschreibung: in Zellwänden bestimmter Braunalgen.
Herstellung: aus Braunalgen.
Einsatz: z. B. Aspik, Backfüllungen, Desserts, kalorienreduzierte Sahne, Konfitüre, Puddingpulver, Speiseeis.
Sicherheit: unbedenklich. Kann bei Überdosierung die Aufnahme von Mineralstoffen im Körper behindern.

E 401 Natriumalginat, Alginat
E 402 Kaliumalginat, Alginat

(Geliermittel, Verdickungsmittel, Überzugsmittel)

Beschreibung: Salze der Alginsäure (E 400).

Herstellung: aus Braunalgen.
Einsatz: siehe Alginsäure (E 400).
Sicherheit: gelten als unbedenklich.

E 403 Ammoniumalginat, Alginat
E 404 Calciumalginat, Alginat

(Geliermittel, Verdickungsmittel, Überzugsmittel)
Beschreibung: Salze der Alginsäure (E 400).
Herstellung: aus Braunalgen.
Einsatz: siehe Alginsäure (E 400).
Sicherheit: gelten als unbedenklich.

E 405 Propylenglycolalginat, Alginat

(Emulgator, Stabilisator, Verdickungsmittel)
Beschreibung: Abkömmling der Alginsäure (E 400).
Herstellung: aus Alginsäure (E 400).
Einsatz: nur in bestimmten Lebensmitteln, wie z. B. Bier, Kaugummi, Soßen, Wasser-Eis.
Sicherheit: gilt als unbedenklich. Selten Allergien.

25,0 mg

E 406 Agar-Agar, Agar

(Füllstoff, Geliermittel, Verdickungsmittel)
Beschreibung: Kohlenhydrat aus Rotalgen.
Herstellung: aus Rotalgen.
Einsatz: z. B. Joghurt, Konfitüren, Süßwaren, Würzzubereitungen, Überzüge von Fleischerzeugnissen.

Sicherheit: gilt als unbedenklich. Verdauungsfördernder Ballaststoff, in größeren Mengen leicht abführende Wirkung.

E 407 Carrageen

(Geliermittel, Verdickungsmittel)

Beschreibung: Kohlenhydrate aus Rotalgen.

Herstellung: aus Rotalgen.

Einsatz: z. B. Biskuit, Desserts, Eiscreme, Ketchup, Puddingpulver, Soßen, Süßigkeiten.

Sicherheit: Kann die Aufnahme von Lebensmittelinhaltsstoffen verringern. Selten Allergien. Verdacht auf darmschädigende Wirkung. Kinderlebensmittel sollten vorsichtshalber frei von Carrageen sein.

75,0 mg

E 407 a Verarbeitete Euchema-Algen

(Geliermittel, Verdickungsmittel)

Beschreibung: Kohlenhydrate aus Euchema-Algen.

Herstellung: aus Euchema-Algen.

Einsatz: siehe Carrageen (E 407).

Sicherheit: siehe Carrageen (E 407).

20,0 mg

E 410 Johannisbrotkernmehl, Carobin

(Stabilisator, Verdickungsmittel)

Beschreibung: Kohlenhydrate aus Johannisbrotbaum.

Herstellung: aus den Samen des Johannisbrotbaumes.

Einsatz: z. B. Backwaren, Konfitüren & Co., Milchmix, Obst- und Gemüsekonserven, Salatcreme, Speiseeis.
Sicherheit: steht im Verdacht, Allergien zu begünstigen oder auszulösen. Kreuzallergien bei Soja-Allergikern. Bei hoher Dosierung abführende Wirkung.

E 412 Guarkernmehl, Guar

(Füllstoff, Gelier-, Mehlbehandlungs- und Verdickungsmittel)
Beschreibung: Kohlenhydrate aus der Guarpflanze.
Herstellung: aus den Samen des Guarbaumes.
Einsatz: z. B. Backwaren, Desserts, Fertigsalate, Fertigsoßen, Konfitüren & Co., Milchmischgetränke, Obst- und Gemüsekonserven, Speiseeis, Soßen, Suppen.
Sicherheit: steht im Verdacht, Allergien zu begünstigen oder auszulösen. Kreuzallergien bei Soja-Allergikern. Bei hoher Dosierung Bauchkrämpfe und Blähungen.

E 413 Traganth

(Füllstoff, Geliermittel, Verdickungsmittel)
Beschreibung: Kohlenhydrate aus Pflanzensaft.
Herstellung: aus traganthhaltigen Pflanzensäften, z. B. von Astragalus gummifer.
Einsatz: z. B. Desserts, Fertiggerichte, Gebäck, Mayonnaise, Salatdressing, Soßen, Speiseeis, Suppen.
Sicherheit: kann allergische oder allergieähnliche Reaktionen auslösen.

E 414 Gummi arabicum

(Füllstoff, Stabilisator, Verdickungsmittel)

Beschreibung: Kohlenhydrate aus harzigen Pflanzen.
Herstellung: aus Akaziensaft (Acacia senegal).
Einsatz: z. B. Bier, Getränkepulver, Kuchen-Backmischungen, Süßwaren, Sahnesteif, Tortenguss.
Sicherheit: unbedenklich. Selten allergische Reaktion.

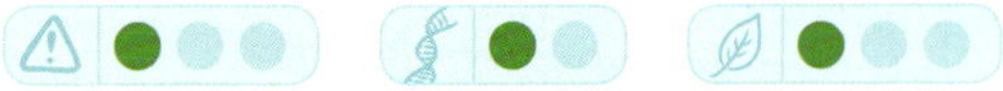

E 415 Xanthan

(Füllstoff, Geliermittel, Verdickungsmittel)

Beschreibung: Kohlenhydrat, von Bakterien gebildet.
Herstellung: industriell, durch Fermentation von Kohlenhydraten mit Bakterien (Xanthomonas camestris).
Einsatz: z. B. Backwaren, Desserts, Fertigsalate, Fisch-/Fleischkonserven, Konfitüren, Speiseeis, Sauergemüse.
Sicherheit: gilt als unbedenklich.

E 416 Karayagummi, Karaya

(Geliermittel, Stabilisator, Verdickungsmittel)

Beschreibung: Kohlenhydrat aus Pflanzensaft.
Herstellung: aus der Rinde der Sterkulia-Pflanze.
Einsatz: z. B. Desserts, Eierlikör, Gebäckfüllungen, Knabbererzeugnisse, Soßen.
Sicherheit: gilt als unbedenklich. Wirkt als Ballaststoff verdauungsfördernd. Beim Verzehr großer Mengen Verdauungsbeschwerden.

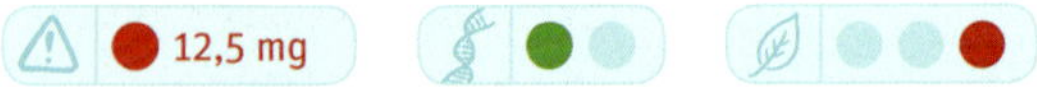

E 417 Tarakernmehl

(Füllstoff, Verdickungsmittel)

Beschreibung: Kohlenhydrat, aus tropischer Pflanze.
Herstellung: aus den Samen des Tarastrauches.
Einsatz: z. B. Backwaren, Konfitüren, Obst- und Gemüsekonserven, Speiseeis, Süßwaren, Würzmittel.
Sicherheit: gilt als unbedenklich. Wirkt als Ballaststoff verdauungsfördernd.

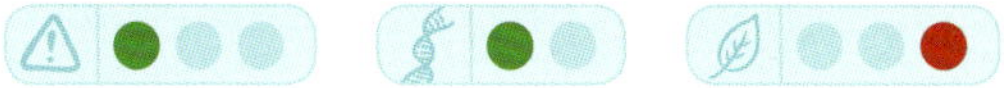

E 418 Gellan

(Geliermittel, Verdickungsmittel)

Beschreibung: Kohlenhydrat aus Bakterienkulturen.
Herstellung: mit Bakterienkulturen (Pseudomonas elodea) auf zuckerhaltigen Nährböden.
Einsatz: z. B. Backwarenfüllungen, kalorienreduzierte Produkte, Konfitüren & Co., Süßwaren, Überzüge.
Sicherheit: gilt als unbedenklich. Wirkt als Ballaststoff verdauungsfördernd.

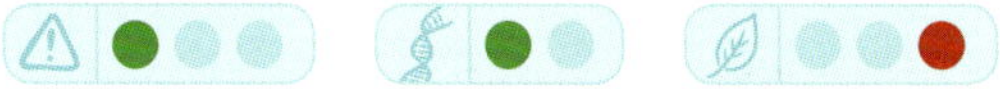

E 420 Sorbit, Sorbitsirup

(Feuchthaltemittel, Füllstoff, Süßungsmittel)

Beschreibung: zählt chemisch zu den Alkoholen.
Herstellung: mit Enzymen aus Traubenzucker.
Einsatz: z. B. energiereduzierte Lebensmittel, Diabetikerprodukte, Desserts, Kaugummi, Senf, Soßen, Speiseeis.
Sicherheit: gilt als unbedenklich. Beim Verzehr größerer Mengen Verdauungsbeschwerden, Blähungen,

Durchfälle. In der Regel Warnhinweis auf Lebensmitteln: »Kann bei übermäßigem Verzehr abführend wirken«.

E 421 Mannit

(Füllstoff, Süßungsmittel, Trennmittel)

Beschreibung: Zuckeralkohol, der natürlich in Pflanzen vorkommt.
Herstellung: mit Hilfe von Enzymen aus Zuckerverbindungen.
Einsatz: z. B. Diabetikerprodukte, energiereduzierte und zuckerfreie Desserts, Kaugummi, Speiseeis und Süßwaren, Senf, Soßen.
Sicherheit: gilt als unbedenklich. Kann bei hohem Konsum Blähungen und Durchfall auslösen. Warnhinweis: »Kann bei übermäßigem Verzehr abführend wirken«.

E 422 Glycerin

(Feuchthaltemittel)

Beschreibung: Grundbaustein aller Fette. Kommt in jeder lebenden Zelle vor.
Herstellung: synthetisch oder aus pflanzlichen Fetten.
Einsatz: z. B. Fleischerzeugnisse, Kakaoprodukte, Kaugummi, Schokolade, Überzüge.
Sicherheit: gilt als unbedenklich.

E 425 Konjak

(Füllstoff, Geliermittel, Verdickungsmittel)

Beschreibung: Kohlenhydrat aus Pflanzenwurzeln.
Herstellung: aus den Wurzeln der asiatischen Teufelszunge (Amorphophallus konjac).
Einsatz: oft in asiatischen Produkten (z. B. Glasnudeln).
Sicherheit: gilt als unbedenklich. Beim Verzehr großer Mengen Durchfall, Bauchschmerzen und Blähungen. Kann die Vitaminverwertung beeinträchtigen.

E 432–436 Polysorbate

[E 432 Polysorbat (PS) 20, E 433 PS 80, E 434 PS 40, E 435 PS 60, E 436 PS 65]

(Emulgatoren, Stabilisatoren)

Beschreibung: Abkömmlinge des Sorbits (E 420).
Herstellung: synthetisch, aus Sorbit und Fettsäuren.
Einsatz: nur in bestimmten Lebensmitteln, wie z. B. Backfette, Diätlebensmittel, Desserts, Blätterteiggebäck, Kaugummi, Kekse, Kuchen, Soßen, Suppen.
Sicherheit: gelten als unbedenklich. Gehen in den Fettstoffwechsel ein. Können eventuell die Aufnahme fettlöslicher Schadstoffe erhöhen.

10,0 mg

E 440 Pektin

(Füllstoff, Stabilisator, Geliermittel, Verdickungsmittel, Überzugsmittel)

Beschreibung: Gerüstsubstanz von Pflanzen.
Herstellung: aus Äpfeln, Zuckerrüben.

Verdickungs- & Feuchthaltemittel

Einsatz: z. B. Desserts, fettreduzierte Lebensmittel, Gelierzucker, Konfitüren & Co., Mayonnaise, Pudding, Speiseeis, Süßwaren, Tortenguss.
Sicherheit: gilt als unbedenklich. Pektin wirkt im menschlichen Körper als Ballaststoff.

E 442 Ammoniumphosphatide

(Emulgatoren)
Beschreibung: Verbindungen von Glycerin (E 422) mit Phophor- und Fettsäuren.
Herstellung: aus Speisefetten.
Einsatz: ausschließlich Kakao- und Schokoladenerzeugnisse.
Sicherheit: gelten als unbedenklich. Werden wie Fettsäuren abgebaut.

30,0 mg

E 444 Saccharoseacetatisobutyrat

(Stabilisator)
Beschreibung: Esterverbindungen von Haushaltszucker.
Herstellung: aus Zucker.
Einsatz: ausschließlich aromatisierte, trübe Getränke ohne Alkohol und aromatisierte, trübe Getränke mit einem Alkoholgehalt unter 15 % Vol.
Sicherheit: gilt als unbedenklich. Wenige Untersuchungen bekannt.

10,0 mg

E 445 Glycerinester aus Wurzelharz

(Stabilisatoren)

Beschreibung: Verbindungen von Glycerin (E 422) mit Harzsäuren aus der Sumpfkiefer.
Herstellung: aus Harzsäuren und Glycerin (E 422).
Einsatz: ausschließlich aromatisierte, trübe Getränke ohne oder weniger als 15 % Vol. Alkohol, Oberflächen von Zitrusfrüchten.
Sicherheit: unbedenklich. Wenig untersucht. Täuschen bei Säften einen höheren Fruchtgehalt vor.

12,5 mg

E 450, 451, 452 Phospate

[E 450 Di-, E 451 Tri-, E 452 Polyphosphate]

(Komplexbildner, Säureregulatoren, Schmelzsalze, Stabilisatoren)

Beschreibung: aus Phosphorsäure (E 338).
Herstellung: synthetisch.
Einsatz: z. B. Desserts, Fleischerzeugnisse, Knabberartikel, Mehl und Backmischungen, Schmelzkäse, Speiseeis, Suppen.
Sicherheit: gelten als unbedenklich. Können in hoher Dosis die Aufnahme von Calcium, Magnesium und Eisen behindern.

70,0 mg

E 459 Beta-Cyclodextrin

(Füllstoff, Komplexbildner, Trägerstoff)

Beschreibung: aus Traubenzuckereinheiten aufgebaut.
Herstellung: aus Stärke, mit Hilfe von Bakterien.

Einsatz: nur in bestimmten Lebensmitteln, wie z. B. aromatisierter Tee, aromatisierte Knabberartikel, Getränkepulver.
Sicherheit: gilt als unbedenklich. Wird als wasserlöslicher Ballaststoff vom Körper nicht verwertet.

5,0 mg

E 460 Cellulose

(Füllstoff, Stabilisator, Trennmittel)
Beschreibung: Gerüstsubstanz in pflanzlichen Zellen.
Herstellung: aus verholzten Pflanzenteilen, z. B. Baumwolle.
Einsatz: z. B. Eiscreme, kalorienreduzierte Lebensmittel, geschnittener oder geriebener Käse, Kaugummi.
Sicherheit: gilt als unbedenklich. Regt als Ballaststoff die Verdauung an.

E 461 Methylcellulose

(Geliermittel, Stabilisator, Überzugsmittel, Verdickungsmittel)
Beschreibung: Abkömmling der Cellulose (E 460).
Herstellung: aus Cellulose (E 460).
Einsatz: z. B. Desserts, energiereduzierte Lebensmittel, Fischerzeugnisse, Gebäck, Ketchup, Mayonnaise, Soßen, Speiseeis.
Sicherheit: gilt als unbedenklich. Regt als Ballaststoff die Verdauung an.

E 463 Hydroxypropylcellulose

(Emulgator, Füllstoff, Verdickungsmittel, Stabilisator, Überzugsmittel)

Beschreibung: Abkömmling der Cellulose (E 460).

Herstellung: aus Cellulose (E 460).

Einsatz: z. B. Desserts, energiereduzierte Lebensmittel, Fischerzeugnisse, Gebäck, Mayonnaise, Soßen.

Sicherheit: gilt als unbedenklich. Regt als Ballaststoff die Verdauung an. In größeren Mengen abführend.

E 464 Hydroxypropylmethylcellulose

(Emulgator, Füllstoff, Verdickungsmittel, Stabilisator)

Beschreibung: Abkömmling der Cellulose (E 460).

Herstellung: aus Cellulose (E 460).

Einsatz: z. B. Desserts, energiereduzierte Lebensmittel, Fischerzeugnisse, Gebäck, Kaugummi, Mayonnaise, Soßen.

Sicherheit: siehe Hydroxypropylcellulose (E 463).

E 465 Methylethylcellulose

(Füllstoff, Stabilisator, Trägerstoff, Verdickungsmittel)

Beschreibung: Abkömmling der Cellulose (E 460).

Herstellung: aus Cellulose (E 460).

Einsatz: z. B. Desserts, energiearme Lebensmittel.

Sicherheit: gilt als unbedenklich. Regt als Ballaststoff die Verdauung an. In größeren Mengen abführend.

E 466 Carboxymethylcellulose

(Trägerstoff, Verdickungsmittel, Überzugsmittel)

Beschreibung: Abkömmling der Cellulose (E 460).

Herstellung: aus Cellulose (E 460).

Einsatz: z. B. Cremes, Desserts, Fisch- und Fleischerzeugnisse, Fruchtzubereitungen, Kuchenfüllungen, Speiseeis, Süßstofftabletten, Süßwaren.

Sicherheit: gilt als unbedenklich. In größeren Mengen abführende Wirkung.

E 468 Vernetzte Carboxymethylcellulose

(Füllstoff, Verdickungsmittel)

Beschreibung: Abkömmling der Cellulose (E 460). Unlöslicher Quellstoff.

Herstellung: aus Cellulose (E 460).

Einsatz: ausschließlich feste Nahrungsergänzungsmittel, Süßstofftabletten.

Sicherheit: gilt als unbedenklich.

E 469 Enzymatisch hydrolysierte Carboxymethylcellulose

(Füllstoff, Stabilisator)

Beschreibung: Abkömmling der Cellulose (E 460).

Einsatz: alle Lebensmittel nach Bedarf, z. B. energiereduzierte Lebensmittel.

Sicherheit: gilt als unbedenklich.

E 470 a Salze der Speisefettsäuren

(Emulgatoren, Stabilisatoren, Trennmittel, Überzugsmittel)

Beschreibung: Verbindungen von Fettsäuren, die auch im menschlichen Stoffwechsel vorkommen.

Herstellung: aus natürlichen Quellen.

Einsatz: z. B. Backwaren, Kaugummi, Süßwaren, Würfelzucker, Zwieback.

Sicherheit: gelten als unbedenklich.

E 470 b Magnesiumsalze der Speisefettsäuren

(Emulgatoren, Trennmittel, Trägerstoffe, Überzugsmittel)

Beschreibung: Verbindungen von Fettsäuren, die auch im menschlichen Stoffwechsel vorkommen.

Herstellung: aus natürlichen Quellen.

Einsatz: z. B. Backpulver, Dekorzucker, Gewürzgranulate.

Sicherheit: gelten als unbedenklich.

E 471 Mono- und Diglyceride von Speisefettsäuren

(Emulgatoren, Mehlbehandlungsmittel)

Beschreibung: natürliche Fettsäureverbindungen.

Herstellung: chemisch, aus Glycerin und Fettsäuren.

Einsatz: z. B. Backwaren, Desserts, Konfitüren, Wurst.

Sicherheit: gelten als unbedenklich.

E 472 a Essigsäureester von Mono- und Diglyceriden von Speisefettsäuren

(Emulgatoren, Mehlbehandlungsmittel, Trägerstoffe, Überzugsmittel)

Beschreibung: Verbindungen von E 471.

Herstellung: synthetisch.

Einsatz: z. B. Backwaren, Desserts, Fleischerzeugnisse, Soßen, Suppen.

Sicherheit: gelten als unbedenklich.

E 472 b Milchsäureester von Mono- und Diglyceriden von Speisefettsäuren

(Emulgatoren, Mehlbehandlungsmittel, Stabilisatoren, Trägerstoffe)

Beschreibung: Verbindungen von E 471.

Herstellung: synthetisch.

Einsatz: z. B. Backwaren, Desserts, Backmischungen.

Sicherheit: gelten als unbedenklich.

E 472 c Citronensäureester von Mono- und Diglyceriden von Speisefettsäuren

(Emulgatoren, Mehlbehandlungsmittel, Komplexbildner, Trägerstoffe)

Beschreibung + Herstellung: vgl. E 472 b.

Einsatz: z. B. Backfette, Speiseeis, Süßwaren.

Sicherheit: gelten als unbedenklich.

E 472 d Weinsäureester von Mono- und Diglyceriden von Speisefettsäuren

(Emulgatoren, Mehlbehandlungsmittel, Trägerstoffe)

Beschreibung: Verbindungen von E 471.

Herstellung: synthetisch.

Einsatz: z. B. Backwaren.

Sicherheit: gelten als unbedenklich.

E 472 e Mono- und Diacetylweinsäureester von Mono- und Diglyceriden von Speisefettsäuren

(Emulgatoren, Mehlbehandlungsmittel)

Beschreibung: Verbindungen von E 471.

Herstellung: synthetisch.

Einsatz: z. B. Backwaren und Brot, Desserts, Kekse, Kuchen, Margarine, Nudeln.

Sicherheit: gelten als unbedenklich.

50,0 mg

E 472 f Gemischte Essig- und Weinsäureester von Mono- und Diglyceriden von Speisefettsäuren

(Emulgatoren, Mehlbehandlungsmittel)

Beschreibung: Verbindungen von E 471.

Herstellung: synthetisch.

Einsatz: z. B. Backwaren, Desserts, Margarine, Nudeln.

Sicherheit: gelten als unbedenklich.

E 473 Zuckerester von Speisefettsäuren
E 474 Zuckerglyceride

(Emulgatoren, Mehlbehandlungsmittel)

Beschreibung: Haushaltszucker mit Fettsäuren.
Herstellung: synthetisch, aus natürlichen Quellen.
Einsatz: nur in best. Lebensmitteln, wie z. B. Backwaren, Desserts, Getränkeweißer, Speiseeis, Süßwaren.
Sicherheit: gelten als unbedenklich. Können beim Verzehr in großen Mengen abführend wirken.

30,0 mg

E 475 Polyglycerinester von Speisefettsäuren

(Emulgatoren, Stabilisatoren)

Beschreibung: aus Speisefettsäuren mit Glycerin.
Herstellung: synthetisch.
Einsatz: nur in bestimmten Lebensmitteln, wie z. B. Desserts, Feingebäck, Fettzubereitungen, Süßwaren.
Sicherheit: gelten als unbedenklich.

25,0 mg

E 476 Polyglycerin-Polyricinoleat, PGPR

(Emulgator)

Beschreibung: künstlich hergestellter Emulgator.
Herstellung: synthetisch.
Einsatz: nur für fettreduzierte Streichfette und Brotaufstriche, Salatsoßen, Schokoladenerzeugnisse.
Sicherheit: Im Tierversuch wurden bei hohen Dosen Nieren- und Lebervergrößerungen festgestellt.

7,5 mg

E 477 Propylenglycolester von Speisefettsäuren

(Emulgator)

Beschreibung: künstlich hergestellter Emulgator.

Herstellung: synthetisch.

Einsatz: nur in best. Lebensmitteln, wie z. B. Desserts, Feingebäck, Getränkeweißer, Speiseeis, Zuckerwaren.

Sicherheit: gilt als unbedenklich.

25,0 mg

E 479 b Thermooxidiertes Sojaöl verestert mit Mono- und Diglyceriden von Speisefettsäuren

(Emulgator, Trennmittel)

Beschreibung: künstlich hergestellter Emulgator.

Herstellung: synthetisch.

Einsatz: ausschließlich Fettemulsionen zum Braten.

Sicherheit: gilt als unbedenklich. Wenige Untersuchungen. Kommt auch in gebrauchtem Frittierfett vor.

25,0 mg

E 481 Natriumstearoyl-2-lactylat E 482 Calciumstearoyl-2-lactylat

(Emulgatoren, Mehlbehandlungsmittel)

Beschreibung: künstlich hergestellte Emulgatoren.

Herstellung: synthetisch.

Einsatz: nur in best. Lebensmitteln, z. B. Desserts, Feingebäck, Knabbereien aus Getreide/Kartoffeln, Liköre.

Sicherheit: gelten als unbedenklich.

20,0 mg

E 483 Stearyltartrat

(Emulgator, Mehlbehandlungsmittel)

Beschreibung: künstlich hergestellter Emulgator.
Herstellung: synthetisch.
Einsatz: nur Backwaren (außer Brot), Desserts.
Sicherheit: unbedenklich. Wenig untersucht.

E 491 Sorbitanmonostearat

(Emulgator)

Beschreibung: aus Sorbit (E 420) und Speisefettsäuren.
Herstellung: synthetisch.
Einsatz: nur in best. Lebensmitteln, wie z. B. Backhefe, Desserts, Feingebäck, Kaffeeweißer, Speiseeis, Süßes.
Sicherheit: gilt als unbedenklich. Durch den Verzehr entsprechender Desserts oder Feinbackwaren kann der ADI-Wert relativ schnell erreicht werden.

25,0 mg

E 492–495 Sorbitanfettsäureester

[E 492 Sorbitantristearat, E 493 Sorbitanmonolaurat, E 494 Sorbitanmonooleat, E 495 Sorbitanmonopalmitat]

(Emulgatoren)

Beschreibung: aus Sorbit (E 420) und Speisefettsäuren.
Herstellung: synthetisch.
Einsatz: nur in best. Lebensmitteln, wie z. B. Backhefe, Desserts, Feingebäck, Kaffeeweißer, Speiseeis, Süßes.
Sicherheit: gelten als unbedenklich.

25,0 mg

Säuerungsmittel & Co.

E 500 Natriumcarbonate

(Backtriebmittel, Säureregulatoren, Trägerstoffe)

Beschreibung: als Natron oder Soda bekannt.

Herstellung: chemisch.

Einsatz: z. B. Backpulver, Kakaoerzeugnisse, Schokolade, Sauerrahmbutter, Tafelwasser.

Sicherheit: gelten als unbedenklich.

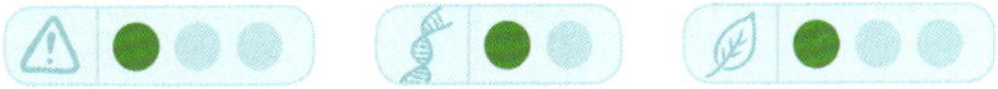

E 501 Kaliumcarbonate

(Backtriebmittel, Säureregulatoren, Trennmittel)

Beschreibung: als Pottasche bekannt, typisch für Lebkuchenteig.

Herstellung: chemisch.

Einsatz: z. B. Backpulver, Kakao- und Kaffeeersatzprodukte, Kakaoerzeugnisse, Schokolade.

Sicherheit: gelten als unbedenklich.

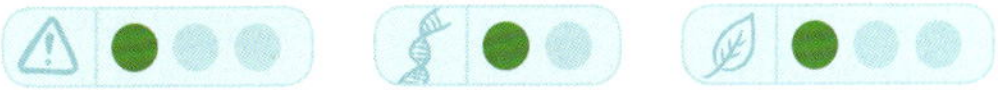

E 503 Ammoniumcarbonate

(Backtriebmittel, Säureregulatoren)

Beschreibung: als Hirschhornsalz bekannt.

Herstellung: chemisch.

Einsatz: z. B. Backpulver, Kakao- und Kaffeeersatzprodukte, Kakaoerzeugnisse, Schokolade.

Sicherheit: gelten als unbedenklich.

E 504 Magnesiumcarbonate

(Säureregulatoren, Trägerstoffe, Trennmittel)

Beschreibung: in der Natur weit verbreitete Mineralien.

Herstellung: chemisch.

Einsatz: z. B. Käse in Scheiben oder gerieben, Kakaoerzeugnisse, Schokolade, Speisesalz, Tafelwasser. Kochsalzersatz.

Sicherheit: gelten als unbedenklich.

E 507 Salzsäure

(Säureregulator)

Beschreibung: anorganische Säure, die z. B. Bestandteil des menschlichen Magensaftes ist.

Herstellung: synthetisch.

Einsatz: z. B. zur Herstellung von Würzmitteln und Zuckersirup.

Sicherheit: gilt in der Anwendung als Zusatzstoff oder technischer Hilfsstoff als unbedenklich.

E 508 Kaliumchlorid

(Festigungsmittel, Geschmacksverstärker)

Beschreibung: Kaliumsalz der Salzsäure (E 507).

Herstellung: synthetisch.

Einsatz: z. B. diätetische Lebensmittel, Fertiggerichte, Würzmittel.

Sicherheit: gilt als unbedenklich.

E 509 Calciumchlorid

(Festigungsmittel, Geschmacksverstärker, Stabilisator)

Beschreibung: Calciumsalz der Salzsäure (E 507).

Herstellung: synthetisch.

Einsatz: z. B. Käse, Kompott (außer Apfelkompott), Konfitüren & Co., Milchprodukte, Obst- und Gemüsekonserven.

Sicherheit: gilt als unbedenklich.

E 511 Magnesiumchlorid

(Festigungsmittel, Geschmacksverstärker, Säureregulator, Trägerstoff)

Beschreibung: Magnesiumsalz der Salzsäure (E 507).

Herstellung: synthetisch, aus Meersalz oder Sole.

Einsatz: z. B. diätetische Lebensmittel, Tofu, Trinkwasser.

Sicherheit: gilt als unbedenklich.

E 512 Zinn-II-Chlorid

(Antioxidationsmittel, Stabilisator)

Beschreibung: Zinnsalz der Salzsäure (E 507).

Herstellung: synthetisch.

Einsatz: ausschließlich Spargelkonserven in Gläsern oder Dosen.

Sicherheit: gilt als unbedenklich. Magenreizungen durch den Verzehr großer Mengen.

E 513 Schwefelsäure

(Säuerungsmittel)

Beschreibung: anorganische Säure.

Herstellung: synthetisch.

Einsatz: z. B. Käseherstellung, Stärkeherstellung, Trinkwasseraufbereitung.

Sicherheit: gilt in der Anwendung als Zusatzstoff oder technischer Hilfsstoff als unbedenklich.

E 514 Natriumsulfate

(Festigungsmittel, Säureregulatoren, Trägerstoffe)

Beschreibung: Salze der Schwefelsäure (E 513), als Glaubersalze bekannt.

Herstellung: synthetisch.

Einsatz: z. B. Trinkwasseraufbereitung, Trägerstoffe für Farbstoffe.

Sicherheit: gelten als unbedenklich. In größeren Mengen stark abführende Wirkung.

E 515 Kaliumsulfate

(Festigungsmittel, Säureregulatoren, Trägerstoffe)

Beschreibung: Salze der Schwefelsäure (E 513).

Herstellung: synthetisch.

Einsatz: alle Lebensmittel nach Bedarf. Kochsalzersatz.

Sicherheit: gelten als unbedenklich.

E 516 Calciumsulfate

(Festigungsmittel, Säureregulatoren, Trägerstoffe)

Beschreibung: Salze der Schwefelsäure (E 513), als Gips bekannt.

Herstellung: synthetisch, Nebenprodukt bei der Herstellung von Weinsäure (E 334).

Einsatz: alle Lebensmittel nach Bedarf, z. B. Backmischungen. Trägerstoffe für andere Zusatzstoffe. Kochsalzersatz.

Sicherheit: gelten als unbedenklich.

E 517 Ammoniumsulfate

(Trägerstoffe)

Beschreibung: Salze der Schwefelsäure (E 513).

Herstellung: synthetisch.

Einsatz: sind ausschließlich als Trägerstoffe bzw. Trägerlösungsmittel für andere Zusatzstoffe zugelassen. Bei der Herstellung von Wein dienen sie den Weinhefen als Nährstoffe.

Sicherheit: gelten als unbedenklich.

E 520–523 Aluminiumsulfate

[E 520 Aluminiumsulfat, E 521 Aluminiumnatriumsulfat, E 522 Aluminiumkaliumsulfat (Alaun), E 523 Aluminiumammoniumsulfat]

(Festigungsmittel, Stabilisatoren)

Beschreibung: Salze der Schwefelsäure (E 513).

Herstellung: synthetisch.

Einsatz: ausschließlich Eiklar, glasiertes, kandiertes oder kristallisiertes Obst und Gemüse.
Sicherheit: gelten in der Anwendung als Lebensmittelzusatzstoffe als unbedenklich. Gesunde Menschen scheiden überschüssiges Aluminium über die Nieren aus. Nierenkranke, besonders bei chronischer Niereninsuffizienz, können Aluminium im Körper anreichern.

1,0 mg

E 524 Natriumhydroxid, Ätznatron

(Säureregulator)
Beschreibung: starke Base, auch als Natronlauge bekannt.
Herstellung: synthetisch.
Einsatz: z. B. Kakaorohmasse, Konfitüren & Co., Laugengebäck, Oliven, Würzmittel.
Sicherheit: gilt bei der Verwendung als Zusatzstoff als unbedenklich.

E 525 Kaliumhydroxid, Ätzkali

(Säureregulator)
Beschreibung: starke Base, auch als Kalilauge bekannt.
Herstellung: synthetisch.
Einsatz: z. B. Kakaorohmasse, Konfitüren & Co., Instant-Tee.
Sicherheit: gilt bei der Verwendung als Zusatzstoff als unbedenklich.

E 526 Calciumhydroxid, Löschkalk

(Säureregulator)

Beschreibung: starke Base, auch als Kalkmilch bekannt.

Herstellung: synthetisch.

Einsatz: z. B. Kakaorohmasse, Konfitüren, Muskatnuss. E 526 wird auch eingesetzt, um Lebensmittel mit Calcium anzureichern; dann gilt es nicht als Zusatzstoff.

Sicherheit: gilt bei der Verwendung als Zusatzstoff als unbedenklich.

E 527 Ammoniumhydroxid, Ammoniakwasser

(Säureregulator)

Beschreibung: wässrige Lösung des Ammoniaks, auch als Salmiakgeist bekannt.

Herstellung: synthetisch.

Einsatz: alle Lebensmittel nach Bedarf, z. B. Herstellung von Kakaorohmasse. Zur Oberflächenbehandlung.

Sicherheit: gilt bei der Verwendung als Zusatzstoff als unbedenklich.

E 528 Magnesiumhydroxid

(Säureregulator, Trennmittel)

Beschreibung: basische Verbindung.

Herstellung: synthetisch.

Einsatz: alle Lebensmittel nach Bedarf, z. B. Kakaorohmasse; zur Trinkwasseraufbereitung. E 528 wird meist als technischer Hilfsstoff eingesetzt und ist dann im Lebensmittel nicht mehr vorhanden.

Sicherheit: gilt bei der Verwendung als Zusatzstoff als unbedenklich.

E 529 Calciumoxid

(Säureregulator)

Beschreibung: wird auch als Branntkalk bezeichnet.
Herstellung: synthetisch. Bleibt übrig, wenn reiner Kalkstein bei hohen Temperaturen gebrannt wird.
Einsatz: alle Lebensmittel nach Bedarf, z. B. Kakaorohmasse; zur Trinkwasseraufbereitung. E 529 wird meist als technischer Hilfsstoff eingesetzt und ist dann im Lebensmittel nicht mehr vorhanden.
Sicherheit: gilt bei der Verwendung als Zusatzstoff als unbedenklich.

E 530 Magnesiumoxid

(Säureregulator, Trennmittel)

Beschreibung: neutralisiert Säuren, wird auch als Magnesia bezeichnet.
Herstellung: synthetisch.
Einsatz: alle Lebensmittel nach Bedarf, z. B. diätetische Lebensmittel, Kakaorohmasse, Speise- und Würzsalze. E 530 wird auch eingesetzt, um Lebensmittel mit Magnesium anzureichern, dann gilt es nicht als Zusatzstoff.
Sicherheit: gilt bei der Verwendung als Zusatzstoff als unbedenklich.

E 535, 536, 538 Ferrocyanide

[E 535 Natrium-, E 536 Kalium-, E 538 Calciumferrocyanid]

(Trennmittel, Rieselhilfen)

Beschreibung: Eisenverbindungen mit den Salzen der Blausäure, werden auch als Blutlaugensalze bezeichnet.
Herstellung: synthetisch.
Einsatz: ausschließlich Kochsalz und Kochsalzersatz.
Sicherheit: Blausäure ist hochgiftig, durch die Bindung an Eisen wird sie entgiftet. In den in Lebensmitteln üblichen Mengen gelten Ferrocyanide als unbedenklich.

0,025 mg

E 541 Saures Natriumaluminiumphosphat

(Backtriebmittel)

Beschreibung: aus der Phosphorsäure (E 338).
Herstellung: synthetisch, aus Phosphorsäure (E 338).
Einsatz: ausschließlich Biskuitgebäck, englische Scones.
Sicherheit: führt zu einer Aluminiumbelastung des Körpers. Gesunde scheiden überschüssiges Aluminium über die Nieren aus. Nierenkranke (chron. Niereninsuffizienz) können Aluminium im Körper anreichern.

1,0 mg

E 551 Siliciumdioxid

(Füllstoff, Trennmittel, Trägerstoff)

Beschreibung: in Natur weit verbreitet (Kieselsäure).
Herstellung: aus natürlich vorkommendem Quarzsand.
Einsatz: nur in bestimmten Lebensmitteln, wie z. B. Käse in Scheiben oder gerieben, Kochsalz, Kochsalzersatz, Würzmittel.

Sicherheit: gilt als unbedenklich, da auch in der Natur weit verbreitet.

E 552 Calciumsilicat

(Trägerstoff, Trennmittel)

Beschreibung: Abkömmling der Kieselsäure (E 551).
Herstellung: aus natürlich vorkommendem Quarzsand.
Einsatz: nur in bestimmten Lebensmitteln, wie z. B. Käse in Scheiben oder gerieben, Kochsalz, Kochsalzersatz, Trockenlebensmittel in Pulverform, Würzmittel.
Sicherheit: gilt als unbedenklich.

E 553 a Magnesium(tri)silicat

(Füllstoff, Trennmittel)

Beschreibung: Abkömmling der Kieselsäure (E 551).
Herstellung: synthetisch.
Einsatz + Sicherheit: siehe Calciumsilicat (E 552).

E 553 b Talkum

(Trägerstoff, Trennmittel)

Beschreibung: Abkömmling der Kieselsäure (E 551).
Herstellung: synthetisch.
Einsatz: nur in best. Lebensmitteln, wie z. B. Käse, Kaugummi, Kochsalz, Kochsalzersatz, Reis, Trockenlebensmittel (Pulver), Wurstoberflächen, Würzmittel.
Sicherheit: gilt als unbedenklich.

E 554–556 Aluminiumsilicate

[E 554 Natrium-, E 555 Kalium-, E 556 Calciumaluminiumsilicate] *(Trennmittel)*

Beschreibung: Abkömmlinge der Kieselsäure (E 551), auch als Silikate oder Kieselsalze bekannt.

Herstellung: aus natürlich vorkommendem Quarzsand.

Einsatz: siehe Talkum (E 553 b).

Sicherheit: unbedenklich. Nierenkranke (chron. Niereninsuff.) können Aluminium im Körper anreichern.

E 558 Bentonit

(Trägerstoff, Trennmittel)

Beschreibung: vulkanisches Tongestein.

Herstellung: aus natürlichem Vulkangestein.

Einsatz: ausschließlich Trägerstoff für Farbstoffe. Technischer Hilfsstoff für Wein, Säfte und Kakaobutter.

Sicherheit: gilt als unbedenklich.

E 559 Aluminiumsilicat, Kaolin

(Trägerstoff, Trennmittel)

Beschreibung: Abkömmling der Kieselsäure (E 551).

Herstellung: aus natürlichen Gesteinen.

Einsatz: nur in best. Lebensmitteln, wie Käse in Scheiben oder gerieben, Kaugummi, Kochsalz, Kochsalzersatz, Trockenlebensmittel in Pulverform, Würzmittel.

Sicherheit: gilt als unbedenklich.

E 570 Fettsäuren

(Trägerstoffe, Trennmittel, Überzugsmittel)

Beschreibung: kommen in jeder lebenden Zelle vor.

Herstellung: aus natürlichen Speisefetten.

Einsatz: alle Lebensmittel nach Bedarf, z. B. Kaugummi, Überzugsmittel für Obst, Rohstoff für Emulgatoren.

Sicherheit: gelten als unbedenklich.

E 574 Gluconsäure

(Komplexbildner, Säuerungsmittel)

Beschreibung: milde Säure, die in jeder lebenden Zelle vorkommt.

Herstellung: aus Traubenzucker, mit Hilfe von Mikroorganismen.

Einsatz: z. B. Desserts, Obst- und Gemüseerzeugnisse.

Sicherheit: gilt als unbedenklich. Wirkt in sehr großen Mengen abführend.

E 575 Glucono-delta-Lacton

(Säuerungsmittel)

Beschreibung: Verbindung der Gluconsäure (E 574).

Herstellung: durch Eindampfen aus Gluconsäure.

Einsatz: z. B. Desserts, Joghurt, Käse, Obst- und Gemüsekonserven, Fischerzeugnisse, Teigwaren, Rohwurst.

Sicherheit: gilt als unbedenklich.

E 576–578 Gluconate

[E 576 Natriumgluconat, E 577 Kaliumgluconat, E 578 Calciumgluconat]

(Komplexbildner, Säureregulatoren, Stabilisatoren)

Beschreibung: Salze der Gluconsäure (E 574).
Herstellung: chemisch aus Gluconsäure (E 574).
Einsatz: z. B. Desserts, Käse, Obst- und Gemüsekonserven.
Sicherheit: gelten als unbedenklich. Wirken in sehr großen Mengen abführend.

E 579 Eisen-II-gluconat

(Farbstabilisator)

Beschreibung: Eisensalz der Gluconsäure (E 574).
Herstellung: chemisch aus Gluconsäure (E 574).
Einsatz: ausschließlich zum Schwarzfärben grüner Oliven.
Sicherheit: gilt als unbedenklich.

0,8 mg

E 585 Eisen-II-lactat

(Farbstabilisator)

Beschreibung: Eisensalz der Milchsäure (E 270).
Herstellung: chemisch aus Milchsäure (E 270).
Einsatz: ausschließlich zum Schwarzfärben grüner Oliven.
Sicherheit: gilt als unbedenklich.

0,8 mg

Geschmacksverstärker & Co.

→ E 620 Glutaminsäure, Glutamat

(Geschmacksverstärker)

Beschreibung: Eiweißbaustein (Aminosäure), der natürlich in Lebensmitteln vorkommt. An Eiweiße gebundene Glutaminsäure beeinflusst das Geschmacksemp finden nicht. Reine Glutaminsäure schmeckt süßsauer und intensiviert den Geschmack salzhaltiger Lebensmittel. Freie Glutaminsäure ist in vielen Lebensmitteln enthalten, wie z. B. Champignons, Fisch, Hühnerfleisch, Mais, Parmesan, Tomaten, Rindfleisch und Soja.

Herstellung: synthetisch oder aus tierischen und pflanzlichen Rohstoffen mit Hilfe von Mikroorganismen.

Einsatz: z. B. asiatische Lebensmittel, Fertiggerichte, Fleischprodukte, Gemüseerzeugnisse, Knabberartikel, Soßen, Suppen, Würzen.

Sicherheit: bewirkt einen künstlichen Einheitsgeschmack von Lebensmitteln; kann den Appetit anregen und so Übergewicht begünstigen. Empfindliche Menschen können mit Taubheitsgefühlen, Herzklopfen, Kopfschmerzen und Schwächegefühlen auf Glutamate reagieren. Diese Beschwerden werden auch als »China-Restaurant-Syndrom« bezeichnet, da sie oft nach dem Genuss asiatischer Gerichte auftreten, aber auch nach dem Verzehr von Fertiggerichten oder Kantinenessen. Asthmatische Beschwerden sind eher selten. Ob als Zusatzstoffe eingesetzte Glutamate Krankheiten des zentralen Nervensystems begünstigen, ist unbestätigt.

E 621–625 Glutamate

[E 621 Mononatriumglutamat
E 622 Monokaliumglutamat
E 623 Calciumdiglutamat
E 624 Monoammoniumglutamat
E 625 Magnesiumdiglutamat]

(Geschmacksverstärker)

Beschreibung: Salze der Glutaminsäure (E 620).
Herstellung: aus Glutaminsäure (E 620).
Einsatz: z. B. asiatische Lebensmittel, Fertiggerichte, Fleischprodukte, Gemüseerzeugnisse, Soßen, Suppen, Würzen.
Sicherheit: siehe Glutaminsäure (E 620).

E 626 Guanylsäure, Guanylat

(Geschmacksverstärker)

Beschreibung: Abkömmling des Guanins, das zu den Purinen zählt. Kommt als elementare Verbindung in jeder lebenden Zelle vor.
Herstellung: mit Hilfe von Mikroorganismen.
Einsatz: z. B. Fertiggerichte, Fleischprodukte, Gemüseerzeugnisse, Knabberartikel, Soßen, Suppen, Tiefkühlprodukte, Würzen.
Sicherheit: gilt als unbedenklich. Beim Abbau der Verbindung entsteht im Stoffwechsel Harnsäure, die sich in Form von Kristallen in Gelenken und Gewebe einlagern kann. Personen mit Harnsäureerkrankungen (z. B. Gicht) sollten purinreiche Lebensmittel meiden.

E 627–629 Guanylate

[E 627 Dinatriumguanylat, E 628 Dikaliumguanylat, E 629 Calciumguanylat]

(Geschmacksverstärker)

Beschreibung: Salze der Guanylsäure (E 626), Abkömmling der Purine.

Herstellung: aus Guanylsäure (E 626).

Einsatz: Fertiggerichte, Fleischprodukte, Gemüseerzeugnisse, Knabberartikel, Soßen, Suppen, Würzen.

Sicherheit: gelten als unbedenklich. Beim Abbau der Verbindungen entsteht im Stoffwechsel Harnsäure. Personen mit Harnsäureerkrankungen (z. B. Gicht) sollten purinreiche Lebensmittel meiden.

E 630 Inosinsäure, Inosinat

(Geschmacksverstärker)

Beschreibung: Abkömmling der Purine; kommt in jeder lebenden Zelle vor. Wirkt in salzhaltigen Lebensmitteln stark geschmacksverstärkend.

Herstellung: mit Hilfe von Mikroorganismen.

Einsatz: z. B. Fertiggerichte, Fleischprodukte, Gemüseerzeugnisse, Knabberartikel, Soßen, Suppen, Tomatenprodukte, Würzen.

Sicherheit: gilt als unbedenklich. Wirkt appetitanregend. Beim Abbau der Verbindung entsteht im Stoffwechsel Harnsäure. Personen mit Harnsäureerkrankungen (z. B. Gicht) sollten purinreiche Lebensmittel meiden.

E 631–633 Inosinate

[E 631 Dinatriuminosinat, E 632 Dikaliuminosinat, E 633 Dicalciuminosinat]

(Geschmacksverstärker)

Beschreibung: Salze der Inosinsäure (E 630), Abkömmling der Purine.

Herstellung: aus Inosinsäure (E 630).

Einsatz: z. B. Fertiggerichte, Fleischprodukte, Gemüseerzeugnisse, Knabberartikel, Soßen, Suppen, Tomatenprodukte, Würzen.

Sicherheit: gelten als unbedenklich. Wirken appetitanregend. Beim Abbau der Verbindungen entsteht im Stoffwechsel Harnsäure. Personen mit Harnsäureerkrankungen (z. B. Gicht) sollten purinreiche Lebensmittel meiden.

E 634 Calcium 5'-ribonucleotid
E 635 Dinatrium 5'-ribonucleotid

(Geschmacksverstärker)

Beschreibung: kommen in jeder lebenden Zelle vor, besonders in den Zellkernen (Purinen).

Herstellung: aus natürlichen Zellen pflanzlichen oder tierischen Ursprungs.

Einsatz: z. B. Fertiggerichte, Getränke, Würzmittel.

Sicherheit: gelten als unbedenklich. Beim Abbau der Verbindungen entsteht im Stoffwechsel Harnsäure. Personen mit Harnsäureerkrankungen (z. B. Gicht) sollten purinreiche Lebensmittel meiden.

E 640 Glycin und dessen Natriumsalze

(Geschmacksverstärker)

Beschreibung: Eiweißbaustein (Aminosäure) mit leicht süßem Geschmack.

Herstellung: synthetisch oder aus natürlichem Kollagen bzw. Gelatine.

Einsatz: alle Lebensmittel nach Bedarf, z. B. Fleischerzeugnisse, Soßen, Suppen, Süßstofftabletten, Würzen.

Sicherheit: gilt als unbedenklich.

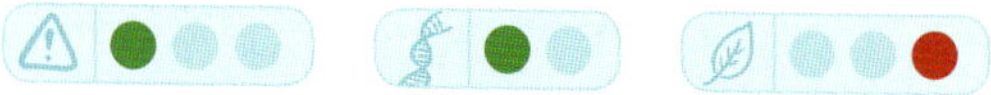

E 650 Zinkacetat

(Geschmacksverstärker)

Beschreibung: Zinksalz der Essigsäure (E 260).

Herstellung: synthetisch.

Einsatz: ausschließlich Kaugummi.

Sicherheit: gilt als unbedenklich. Wird auch eingesetzt, um diätetische Lebensmittel mit Zink anzureichern. In diesem Fall gilt Zinkacetat nicht als Zusatzstoff.

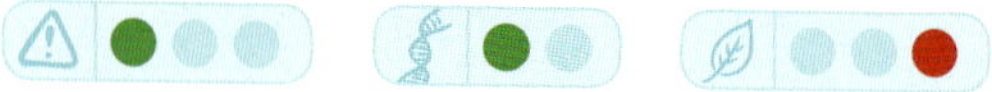

Süßstoffe & Co.

E 900 Dimethylpolysiloxan

(Schaumverhüter)

Beschreibung: wird auch als Silikonöl bezeichnet. Verhindert unerwünschte Schaumbildung.

Herstellung: synthetisch.

Einsatz: nur für bestimmte Lebensmittel, wie z. B. Bratöle und -fette, Kaugummi, Obst-/Gemüsekonserven.
Sicherheit: gilt als unbedenklich.

1,5 mg

E 901 Bienenwachs, weiß und gelb

(Füllstoff, Trägerstoff, Trennmittel, Überzugsmittel)
Beschreibung: Ausscheidungssekret von Bienen.
Herstellung: aus Bienenwaben.
Einsatz: nur für bestimmte Lebensmittel, wie z. B. Kaffeebohnen, Knabberartikel, Nüsse, Süßwaren, Schokolade, Oberflächenbehandlung von Obst, wie Äpfel, Ananas, Birnen, Melonen, Pfirsiche, Zitrusfrüchte.
Sicherheit: unbedenklich, unverdaulich. Entsprechend behandelte Früchte tragen den Hinweis »gewachst«.

E 902 Candelillawachs

(Trennmittel, Überzugsmittel)
Beschreibung: Wachs einer Wüstenpflanze (Candelilla/Schuhblüte).
Herstellung: aus der Candelilla-Pflanze.
Einsatz: nur für bestimmte Lebensmittel, wie z. B. Kaffeebohnen, Knabberartikel, Nüsse, Süßwaren, Schokolade, Oberflächenbehandlung von Obst, wie Äpfel, Ananas, Birnen, Melonen, Pfirsiche, Zitrusfrüchte.
Sicherheit: unbedenklich, unverdaulich. Entsprechend behandelte Früchte tragen den Hinweis »gewachst«.

E 903 Carnaubawachs, Karnaubawachs

(Trennmittel, Überzugsmittel)

Beschreibung: Wachs aus der brasilianischen Carnauba-Palme (Copernica cerifera).

Herstellung: aus den Blättern der Carnauba-Palme.

Einsatz: ausschließlich Gebäck mit Schokoladenüberzug, Kaffeebohnen, Kaugummi, Knabberartikel, Nüsse, Süßwaren, Schokolade, Oberflächenbehandlung von Obst, wie Äpfel, Ananas, Birnen, Melonen, Pfirsiche, Zitrusfrüchte.

Sicherheit: gilt als unbedenklich, unverdaulich. Entsprechend behandelte Früchte tragen den Hinweis »gewachst«.

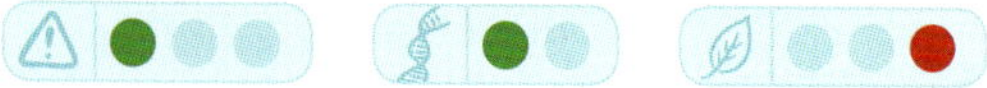

E 904 Schellack

(Trennmittel, Überzugsmittel)

Beschreibung: Ausscheidung von Lackschildläusen (Kerria lacca).

Herstellung: aus Ästen der Bäume, auf denen die Lackschildlaus lebt. Für 1 Kilogramm E 904 ist das Sekret von 300 000 Lackschildläusen notwendig.

Einsatz: nur für bestimmte Lebensmittel, wie z. B. Kaffeebohnen, Nüsse, Süßwaren, Schokolade, Oberflächenbehandlung von Obst, wie Äpfel, Ananas, Birnen, Melonen, Pfirsiche, Zitrusfrüchte.

Sicherheit: gilt als unbedenklich, unverdaulich. Entsprechend behandelte Früchte tragen den Hinweis »gewachst«.

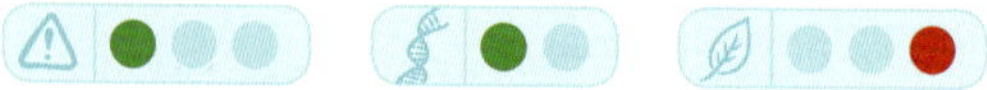

E 905 Mikrokristallines Wachs, Paraffin

(Trennmittel, Überzugsmittel)

Beschreibung: natürlicher Inhaltsstoff von Erdöl.

Herstellung: aus Rückständen der Erdöldestillation bzw. aus Torf, Schiefer, Braunkohle.

Einsatz: nur zur Oberflächenbehandlung von Avocado, Mango, Melone, Papaya, Süßem (außer Schokolade).

Sicherheit: gilt als unbedenklich, unverdaulich.

E 907 Hydriertes Poly-1-decen

(Überzugsmittel)

Beschreibung: künstliches Überzugsmittel.

Herstellung: synthetisch.

Einsatz: ausschließlich Trockenfrüchte, Zuckerwaren.

Sicherheit: gilt als unbedenklich, unverdaulich.

6,0 mg

E 912 Montansäureester

(Überzugsmittel)

Beschreibung: fossile Pflanzenwachse.

Herstellung: aus Braunkohle.

Einsatz: nur zur Oberflächenbehandlung von Ananas, Avocados, Mangos, Melonen, Papayas, Zitrusfrüchten.

Sicherheit: gelten als unbedenklich. Vom Verzehr entsprechend behandelter Fruchtschalen ist abzuraten. Üblicherweise werden die Schalen dieser Früchte nicht verzehrt.

E 914 Polyethylenwachsoxidate

(Überzugsmittel)

Beschreibung: künstliche Wachse.

Herstellung: synthetisch.

Einsatz: nur zur Oberflächenbehandlung von Ananas, Avocados, Mangos, Melonen, Papayas, Zitrusfrüchten.

Sicherheit: unbedenklich. Vom Verzehr entsprechend behandelter Fruchtschalen ist abzuraten. Üblicherweise werden die Schalen dieser Früchte nicht verzehrt.

E 920 L-Cystein, Cystein

(Mehlbehandlungsmittel)

Beschreibung: natürlicher Eiweißbaustein.

Herstellung: aus natürlichen Quellen.

Einsatz: alle Lebensmittel nach Bedarf. Herstellung von Backwaren.

Sicherheit: gilt als unbedenklich.

E 927 b Carbamid

(Stabilisator)

Beschreibung: auch als Harnstoff bekannt. Harnstoff ist das Endprodukt des menschlichen Eiweißstoffwechsels.

Herstellung: synthetisch.

Einsatz: ausschließlich Kaugummi ohne Zuckerzusatz.

Sicherheit: gilt als unbedenklich. Wird über den menschlichen Harnstoff-Stoffwechsel ausgeschieden.

E 938 Argon
E 939 Helium

(Packgase)

Beschreibung: natürliche Edelgase.

Herstellung: aus der Luft.

Einsatz: alle Lebensmittel nach Bedarf. Die Edelgase werden in die Verpackung besonders empfindlicher Lebensmittel geblasen, um Sauerstoff zu verdrängen; so wird der Verlust von Farben und Aromen gestoppt. Sauerstoffabhängige Bakterien können in dieser Atmosphäre nicht wachsen. Entsprechend verpackte Lebensmittel tragen den Hinweis »unter Schutzatmosphäre verpackt«.

Sicherheit: gelten als unbedenklich.

E 941 Stickstoff

(Packgas, Treibgas)

Beschreibung: wichtigstes Element der natürlichen Luft.

Herstellung: aus verflüssigter Luft.

Einsatz: alle Lebensmittel nach Bedarf. Das Gas wird in dic Verpackung besonders empfindlicher Lebensmittel geblasen, um Sauerstoff zu verdrängcn; so wird der Verlust von Farben und Aromen gestoppt. Sauerstoffabhängige Bakterien können in dieser Atmosphäre nicht wachsen. Entsprechend verpackte Lebensmittel tragen den Hinweis »unter Schutzatmosphäre verpackt«.

Sicherheit: gilt als unbedenklich.

E 942 Distickstoffmonoxid

(Treibgas)

Beschreibung: auch als Lachgas bekannt.

Herstellung: synthetisch.

Einsatz: alle Lebensmittel nach Bedarf, z. B. aufgeschäumte Sahne und Milchmischprodukte.

Sicherheit: gilt als unbedenklich.

E 943 a Butan
E 943 b Isobutan
E 944 Propan

(Treibgase)

Beschreibung: farblose Gase, natürliche Bestandteile von Erdgas und Erdöl.

Herstellung: aus Erdgas und Erdöl.

Einsatz: ausschließlich Backsprays aus Pflanzenöl. Nur für den Großküchenbereich zugelassen.

Sicherheit: gelten als unbedenklich.

E 948 Sauerstoff

(Packgas, Treibgas)

Beschreibung: kommt in der natürlichen Luft vor.

Herstellung: aus verflüssigter Luft.

Einsatz: alle Lebensmittel nach Bedarf, z. B. zur Stabilisierung der roten Farbe von Frischfleisch.

Sicherheit: gilt als unbedenklich.

E 949 Wasserstoff

(Packgas, Treibgas)

Beschreibung: in der Natur weit verbreitetes Gas.
Herstellung: chemisch.
Einsatz: alle Lebensmittel nach Bedarf.
Sicherheit: gilt als unbedenklich.

E 950 Acesulfam K, Acesulfam

(Geschmacksverstärker, Süßstoff)

Beschreibung: künstlicher Süßstoff; ist etwa 200-mal süßer als Haushaltszucker. Ist auch zum Kochen und Backen geeignet; kalorienfrei.
Herstellung: synthetisch.
Einsatz: nur in bestimmten Lebensmitteln, z. B. alkoholische Getränke, energiereduzierte bzw. zuckerfreie Lebensmittel, wie Brotaufstriche, Desserts, Feinkostsalate, Getränke (ohne Alkohol) oder Süßwaren, Knabberartikel, Senf, Soßen, süßsaure Obst- und Gemüsekonserven.
Sicherheit: gilt als unbedenklich. Wird nicht vom Körper verwertet.

9,0 mg

E 951 Aspartam

(Geschmacksverstärker, Süßstoff)

Beschreibung: besteht aus den beiden Eiweißbausteinen (Aminosäuren) Asparaginsäure und Phenylalanin. Kaloriengehalt ist zu vernachlässigen. Aspartam ist etwa 200-mal süßer als Haushaltszucker, verliert aber seine

Süßkraft beim Erhitzen oder durch den Kontakt mit Säuren; ist zum Backen und Kochen nicht geeignet.
Herstellung: synthetisch.
Einsatz: nur in bestimmten Lebensmitteln; alkoholische Getränke, energiereduzierte bzw. zuckerfreie Lebensmittel, wie Brotaufstriche, Desserts, Feinkostsalate, Getränke (ohne Alkohol) oder Süßwaren, Knabberartikel, Senf, Soßen, süßsaure Obst- und Gemüsekonserven.
Sicherheit: Personen, die unter der Krankheit Phenylketonurie (PKU) leiden, müssen das in Aspartam enthaltene Phenylalanin meiden. Lebensmittel, die den Süßstoff enthalten, tragen daher den Warnhinweis: »enthält eine Phenylalaninquelle«. Ein Zusammenhang zwischen dem Verzehr von Aspartam und der Entstehung von Krebserkrankungen wird immer wieder von Wissenschaftlern diskutiert.

40,0 mg

E 952 Cyclamat

(Süßstoff)
Beschreibung: künstlicher Süßstoff; seine Süßkraft ist etwa 35-mal größer als die von Haushaltszucker; ist kalorienfrei. Ist hitzestabil und verstärkt die Wirkung anderer Süßstoffe und Zuckeraustauschstoffe. Wird oft in entsprechenden Mischungen eingesetzt.
Herstellung: synthetisch.
Einsatz: nur in bestimmten Lebensmitteln; energiereduzierte bzw. zuckerfreie Lebensmittel, wie Brotaufstriche, Desserts, Getränke oder Obstkonserven.
Sicherheit: in den USA seit 1969 verboten, da Verdacht auf eine krebserregende Wirkung besteht. Neuere

Studien konnten diesen Verdacht nicht belegen. In der EU für einige Lebensmittel, wie Kaugummi und Bonbons, verboten. Cyclamat verlässt den Organismus der meisten Menschen unverändert. Darmbakterien können jedoch einen Teil zu Cyclohexylamin umsetzen. Diese Substanz zeigte im Tierversuch eine schädigende Wirkung auf Hoden und Spermien. Aufgrund der geringen Mengen und der schnellen Ausscheidung über die Nieren sind Gesundheitsgefahren für den Menschen als gering einzuschätzen.

7,0 mg

E 953 Isomalt

(Zuckeraustauschstoff)

Beschreibung: Gemisch aus zwei Stoffen, die chemisch zu den Zuckeralkoholen zählen. Seine Süßkraft ist etwa halb so groß wie die des Haushaltzuckers. Liefert etwas weniger Kalorien als Haushaltzucker (2,4 kcal/g); hitzestabil.

Herstellung: synthetisch, aus Haushaltszucker.

Einsatz: nur in bestimmten Lebensmitteln; energiereduzierte bzw. zuckerfreie Lebensmittel, wie Desserts, Kaugummi, Speiseeis oder Süßwaren, Senf, Soßen.

Sicherheit: gilt als unbedenklich. Ist für Diabetiker geeignet. Beim Verzehr größerer Mengen können Bauchschmerzen oder Blähungen auftreten. Entsprechend gesüßte Lebensmittel tragen daher den Warnhinweis »kann bei übermäßigem Verzehr abführend wirken«. Hat keine zahnschädigende Wirkung.

E 954 Saccharin

(Süßstoff)

Beschreibung: war der erste chemisch synthetisierte Süßstoff. Schmeckt etwa 500-mal süßer als Zucker; ist kalorienfrei; zum Kochen und Backen geeignet.
Herstellung: synthetisch.
Einsatz: nur in bestimmten Lebensmitteln; energiereduzierte bzw. zuckerfreie Lebensmittel wie Desserts, Getränke, Konfitüren & Co., Süßwaren, Obst-, Gemüse- und Fischkonserven, Senf, Soßen.
Sicherheit: unbedenklich; wird unverändert ausgeschieden. In großen Mengen metallischer Beigeschmack.

2,5 mg

E 955 Sucralose

(Süßstoff)

Beschreibung: schmeckt 500–600-mal süßer als Haushaltszucker; kalorienfrei, hitzestabil.
Herstellung: chemisch, aus Haushaltszucker.
Einsatz: nur in bestimmten Lebensmitteln; energiereduzierte bzw. zuckerfreie Lebensmittel wie Desserts, Getränke, Konfitüren & Co. oder Süßwaren, Obst-, Gemüse- und Fischkonserven, Senf, Soßen.
Sicherheit: gilt als unbedenklich.

15,0 mg

E 957 Thaumatin

(Süßstoff, Geschmacksverstärker)

Beschreibung: Eiweißbaustein aus einer afrikanischen Pflanze (Katemfe-Strauch), schmeckt 2500-mal süßer

als Haushaltszucker; Kaloriengehalt ist zu vernachlässigen.
Herstellung: aus den Samen des Katemfe-Strauches.
Einsatz: nur in bestimmten Lebensmitteln; energiereduzierte bzw. zuckerfreie Lebensmittel auf der Basis von Kakao und Trockenfrüchten sowie Speiseeis, zuckerfreie Kaugummi und Süßwaren, Desserts.
Sicherheit: unbedenklich. Lakritzartiger Geschmack.

E 959 Neohesperidin DC

(Geschmacksverstärker, Süßstoff)
Beschreibung: kommt in Zitrusfrüchten vor. Schmeckt etwa 600-mal süßer als Haushaltszucker; kalorienfrei.
Herstellung: aus den Schalen von Zitrusfrüchten.
Einsatz: nur in best. Lebensmitteln; energiearme/zuckerfreie Lebensmittel, wie Desserts, Getränke, Speiseeis oder Süßwaren, Fleischerzeugnisse, Kaugummi.
Sicherheit: gilt als unbedenklich.

5,0 mg

E 962 Aspartam-Acesulfam-Salz

(Geschmacksverstärker, Süßstoff)
Beschreibung: chemische Verbindung von E 951 und E 950. Die Süßkraft ist etwa 350-mal größer als die von Haushaltszucker; Kaloriengehalt unbedeutend.
Herstellung: synthetisch.
Einsatz + Sicherheit: siehe E 951 und E 950.

20,0 mg

E 965 Maltit, Maltitsirup

(Zuckeraustauschstoff)

Beschreibung: Zuckeralkohol. Seine Süßkraft liegt bei 60–90 Prozent des Haushaltszuckers. Liefert etwas weniger Kalorien als Haushaltszucker (2,4 kcal/g).
Herstellung: aus Maisstärke.
Einsatz: z. B. energiearme/zuckerfreie Lebensmittel wie Desserts, Kaugummi, Speiseeis, Süßwaren, Senf, Soßen.
Sicherheit: unbedenklich. Maltit ist – im Gegensatz zu Maltitsirup – für Diabetiker geeignet. Beim Verzehr größerer Mengen können Bauchschmerzen oder Blähungen auftreten. Damit gesüßte Lebensmittel tragen den Warnhinweis »kann bei übermäßigem Verzehr abführend wirken«. Keine zahnschädigende Wirkung.

E 966 Lactit

(Zuckeraustauschstoff)

Beschreibung: Zuckeralkohol. Hat etwa 40 Prozent der Süßkraft von Haushaltszucker. Liefert etwas weniger Kalorien als Haushaltszucker (2,4 kcal/g).
Herstellung: z. B. aus Milchzucker.
Einsatz: nur in best. energiearmen/zuckerfreien Lebensmitteln wie Desserts, Speiseeis, Süßwaren, Senf, Soßen.
Sicherheit: unbedenklich, für Diabetiker geeignet. Beim Verzehr größerer Mengen Bauchschmerzen oder Blähungen möglich. Damit gesüßte Lebensmittel tragen den Warnhinweis »kann bei übermäßigem Verzehr abführend wirken«. Keine zahnschädigende Wirkung.

E 967 Xylit

(Zuckeraustauschstoff)

Beschreibung: Zuckeralkohol, der in jeder lebenden Zelle vorkommt; hitzestabil.

Herstellung: aus Xylose (Holzzucker, z. B. aus Birkenholz) oder aus Traubenzucker.

Einsatz: nur in bestimmten energiereduzierten bzw. zuckerfreien Lebensmitteln, wie Desserts, Kaugummi, Kekse, Kuchen, Speiseeis oder Süßwaren, Senf, Soßen.

Sicherheit: siehe Lactit (E 966).

E 999 Quillajaextrakt

(Schaummittel, Stabilisator)

Beschreibung: Extrakt aus Baumrinde.

Herstellung: aus der Rinde des Seifenrindenbaums.

Einsatz: ausschließlich aromatisierte, alkoholfreie Getränke, z. B. Ginger Ale oder Apfelwein (Cidre).

Sicherheit: gilt als unbedenklich.

5,0 mg

E 1103 Invertase

(Feuchthaltemittel)

Beschreibung: zuckerspaltendes Enzym, das auch in menschlichen Verdauungsorganen aktiv ist.

Herstellung: aus Hefen.

Einsatz: alle Lebensmittel nach Bedarf, z. B. Süßwaren.

Sicherheit: gilt als unbedenklich.

E 1105 Lysozym

(Konservierungsstoff)

Beschreibung: wirkt gegen bestimmte Mikroorganismen. Kommt in Speichel und Tränenflüssigkeit des Menschen vor.

Herstellung: aus Hühnereiklar oder aus Hefen.

Einsatz: ausschließlich gereifte Käse.

Sicherheit: gilt als unbedenklich. Selten Allergien bei Hühnerei-Allergikern.

E 1200 Polydextrose

(Feuchthaltemittel, Füllstoff)

Beschreibung: zuckerähnliche, künstliche Verbindung.

Herstellung: synthetisch.

Einsatz: alle Lebensmittel nach Bedarf.

Sicherheit: gilt als unbedenklich. Beim Verzehr großer Mengen abführende Wirkung.

E 1201 Polyvinylpyrrolidon, PVP
E 1202 Polyvinylpolypyrrolidon, PVPP

(Stabilisatoren, Trägerstoffe)

Beschreibung: Kunststoffe, vom Körper unverwertbar.

Herstellung: synthetisch.

Einsatz: ausschließlich Nahrungsergänzungsmittel. Technische Hilfsstoffe bei Wein- und Biergärung.

Sicherheit: gelten als unbedenklich.

E 1404–1451 modifizierte Stärken

[E 1404 Oxidierte Stärke, E 1410 Monostärkephosphat, E 1412 Distärkephosphat, E 1413 Phosphatiertes Distärkephosphat, E 1414 Acetyliertes Distärkephosphat, E 1420 Acetylierte Stärke, E 1422 Acetyliertes Distärkeadipat,E 1440 Hydroxypropylstärke, E 1442 Hydroxypropyldistärkephosphat, E 1450 Stärkenatriumoctenylsuccinat, E 1451 Acetylierte oxidierte Stärke]

(Füllstoffe, Trägerstoffe, Verdickungsmittel)

Beschreibung: Abwandlungen von Stärke.

Herstellung: synthetisch oder aus natürlicher Stärke. Je nach Verwendungszweck chemisch, physikalisch oder enzymatisch veränderte Stärken.

Einsatz: z. B. Brot- und Backwaren, Cremes, Desserts, Dressings, Fertiggerichte, Kaugummi, Kleinkindernahrung, Mayonnaise, Milchprodukte, Pudding, Schmelzkäse, Suppen, Soßen, Tiefkühlprodukte.

Sicherheit: gelten als unbedenklich; werden über den menschlichen Kohlenhydratstoffwechsel abgebaut.

E 1505 Triethylcitrat

(Trägerstoff)

Beschreibung: Abkömmling der Zitronensäure (E 330).

Herstellung: synthetisch.

Einsatz: ausschließlich Eiklarpulver, Aromen.

Sicherheit: gilt als unbedenklich. Selten allergische Reaktionen bei Schimmelpilzallergikern, siehe Zitronensäure (E 330).

20,0 mg

E 1517 Glycerindiacetat, Diacetin
E 1518 Glycerintriacetat, Triacetin

(Trägerstoffe)

Beschreibung: Verbindungen aus E 422 und E 260.

Herstellung: synthetisch.

Einsatz: ausschließlich zur Herstellung von Aromen und Kaugummi (nur E 1518).

Sicherheit: gelten als unbedenklich.

E 1519 Benzylalkohol

(Trägerstoff)

Beschreibung: Produkt des Eiweißstoffwechsels.

Herstellung: synthetisch.

Einsatz: ausschließlich für Aromen, die in folgenden Lebensmitteln eingesetzt werden: Liköre, aromatisierte weinhaltige Getränke, Cocktails, Kekse, Kuchen, Schokolade, Süßwaren.

Sicherheit: gilt als unbedenklich.

5,0 mg

E 1520 Propylenglycol

(Trägerstoff)

Beschreibung: zählt chemisch zu den Alkoholen.

Herstellung: synthetisch.

Einsatz: ausschließlich Aromen, Kaugummi.

Sicherheit: gilt als unbedenklich.

25,0 mg

Register

Besuchen Sie uns auch im Internet unter:

www.knaur-ratgeber.de

Zur Autorin

Dipl.-oec. troph. Astrid Schobert arbeitet als freie Referentin und Journalistin für Ernährungsfragen. Ihre Schwerpunkte sind dabei die Themen Funktionelle Lebensmittel und Warenkunde sowie Verbraucherschutz (BSE, Schadstoffe in Lebensmitteln, Lebensmittelbestrahlung).

Impressum

Bibliografische Information der Deutschen Nationalbibliothek
Die Deutsche Nationalbibliothek verzeichnet diese Publikation in der Deutschen Nationalbibliografie; detaillierte bibliografische Daten sind im Internet über http://dnb.d-nb.de abrufbar.

Wichtiger Hinweis
Die im Buch veröffentlichten Ratschläge wurden von Verfasser und Verlag sorgfältig erarbeitet und geprüft. Eine Garantie kann dennoch nicht übernommen werden. Ebenso ist die Haftung der Verfasserin bzw. des Verlages und seiner Beauftragten für Personen-, Sach- und Vermögensschäden ausgeschlossen.

Projektleitung: Kathrin Gritschneder
Redaktion: Astrid Büscher
Bildredaktion: Sylvie Busche (Ltg.), Markus Röleke, Tanja Lex
Bildnachweis: finePic, München
Umschlag: ZERO, München
Herstellung: Veronika Preisler
Reproduktion: Repro Ludwig, A-Zell am See
Druck und Bindung: Firmengruppe APPL, aprinta druck, Wemding
Printed in Germany

ISBN 978-3-426-64551-2

5 4 3 2 1